労務管理者必読

テレワーク時代の「心のケア」マネジメント

テレワーカーが抱える重大リスクとその対策

和田隆
Takashi Wada

方丈社

まえがき　本当の危機は自分の中にある

全世界に広がった新型コロナウイルス感染症は、人々に混乱と不安を与えただけでなく、私たちの生活と働き方を大きく変えました。

カウンセラーとして活動する傍ら、講演、研修等を仕事にしている私自身、二〇二〇年四月七日に発出された緊急事態宣言の影響で、それらはすべて延期または中止になりました。一年以上かけて準備をしてきた仕事も白紙となり、大きな喪失感を味わいました。

ところが、それ以上に大きかった問題は、独立して一〇年以上続けてきた仕事や生活のリズムが崩れてしまったことです。全国で講演、面談をする日々の生活から、一日中、家にいる生活に変わってしまいました。それまでは「時間が足りない」「もっと落ち着いて仕事がしたい」と思っていたことが想定外に現実化したのです。

やりたいこと、しておかなければならないことはいくらでもあるはずだったのに、いざ時間ができてしまうと、そこからしばらく何も手につかない日々を送ることになりました。

生活の変化に戸惑っていたわけではありません。仕事とともに、「何かを始める気力」も失ってしまったのです。何もしなければ問題は起きません。問題が起きないから行動を起こすきっかけも起きなかったのです。

しかし、何もせずに日々自宅でじっとしているわけにもいきません。そこで私は初心に戻り、「自己分析のワーク」をやってみることにしました。すると、**これまでは時間が足りなかったのではなく、選択と集中ができていなかったことに気づいたのです**。忙しさにかまけて「自分は何のために働いているのか？」という基本的なことを忘れていました。仕事の依頼を受ければそれに応え、カレンダーをスケジュールで埋め尽くすように、とにかく働き続けて、日々忙しく働くことで満足感を得ていたのです。

緊急事態宣言解除とともに徐々に仕事は再開しましたが、企業研修は「ウェビナー（webinar：web + seminar）」と呼ばれるオンライン上で行う研修の依頼が中心になりました。

オンライン研修はモニターをとおして受講者の顔を見ることができる場合がありますが、その表情や反応は読み取りにくく、対面での集合型研修のような手ごたえを感じることができません。

いま新型コロナウイルス感染予防のため、私の仕事にも安全で効率的な方法が求められています。果たしてオンライン方式で効果を上げることができるのかという新たな課題への対策を検討する間もなく、変化への対応を求められたのです。

薬には「ベネフィット（効きめ）」と「リスク（副作用）」があります。ベネフィットが大きいとリスクも大きくなります。つまり、よく効く薬ほど副作用の心配も大きくなるのです。

オンラインを活用するテレワークという働き方で、企業はコストダウンのベネフィットを享受していますが、リスクへの対応はこれからです。

テレワークに大きなベネフィットを求めたことが、働く人の気持ちに何らかの反作用を起こさせ、その結果、組織の生産性低下を招くような事態になれば、それは企業にとってあまりにも大きすぎる副作用といえるでしょう。**デジタル化の圧倒的な波に飲み込まれないために、いまこそベネフィットとリスクのバランスを考えることが大切**です。

人の一生やビジネスには、いいときもあれば、悪いときもあります。今後、テクノロジーとヒューマンパワーをどのように活用するのか、冷静に判断し、行動を起こすことが求められています。そのために必要なのは心理的リソース（資源）です。

「気軽に話せる人が身近にいる」「相談にのってくれる人がいる」「困ったときに助けてくれる人がいる」……、そのようなリソースがないと、行き詰った状況を立て直すことや困難な事態を乗り越えることはできません。

働く人たちが変わりゆく職場環境に適応するには、「心のケアの仕組みを再構築する」ことが喫緊の課題だと思います。 本書を執筆した背景は、まさにここにあります。

本書の第一部は、データや相談事例を紹介しながら、テレワークという働き方について考察しました。第二部ではテレワーク適応を阻害するリスクについて、第三部ではテレワークの適応を促進するメンタルヘルスケアの仕組みを紹介しています。

カウンセラーとして、働く人の気持ちに想いを馳せ、いまお伝えしたいことを一冊の本にまとめました。

本書が、健康で安心して働ける職場づくりのヒントとして、お役立ていただければうれしく思います。

二〇二〇年八月

和田　隆

テレワーク時代の「心のケア」マネジメント

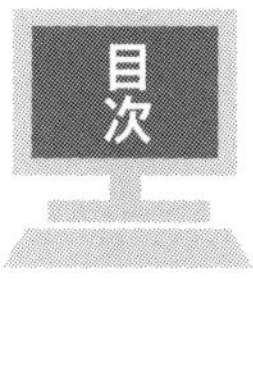

第二部 テレワークが抱える重大リスク

第三部

心のケアの仕組みを再構築する

第六章 リモート型「ラインケア」を遂行する

——管理職

ブックデザイン・図表制作：印牧真和
カバーイラスト：iStock.com/metamorworks

序章

会社や人事管理部門に新しい対応が求められる時代
～新型コロナウイルスが与えた衝撃～

▼▼▼忙しさと人生の充実とは別物

日々仕事をしていると、大きな問題や小さな問題など、何かしら解決すべき問題が起きてくるものです。その問題がモチベーションになり、私たちは行動を起こします。また、仕事をしていれば、大きな喜びや小さな喜びを感じることがあり、それが励みになり前に進むこともできます。

絶え間なく問題が起きることを願う人はいないと思いますが、**問題があるというのは悪**

いことばかりではなく、実は行動を起こす原動力になったり、成長するチャンスなのです。

高速道路で車を運転中は、周りの景色をゆっくり楽しむことはできません。しかし、ゆっくり車を走らせれば周りの景色を眺めることができます。コロナ以前の私たちは、高速運転をしていたようなもので、何も見えていなかったのかもしれません。


日々忙しくしていても、その人の人生が充実しているとは限りません。**忙しさと人生の充実とは別物**です。忙しくしていると、その状態の中にいる自分を認めざるを得ないので、それを「充実」という言葉に置き換えているのだと思います。

自分の仕事の本質が伴っていなければ、ただ忙しい日々を送っているだけで、あと一〇年、あと二〇年たったときに、「自分は何のために働いてきたのだ」という虚しさを感じることになるのでしょう。しかし、その時はすでに時間がたっていて、人生を立て直そうとしてもそう簡単にはいきません。

スピードを出せる車に乗ると、ついついスピードを出したくなりますが、車を運転する本来の意味は、目的の場所までの移動です。しかしスピードを出せる車に乗ると、ついスピードを出すことが目的になり、どこに行くかは二の次になることがあります。速く走ることにとらわれて、間違った道を走っていても気づかずにいることもあるかもしれません。

これと同じようなことが、ビジネスパーソンの働き方にもいえるのではないでしょうか。

会社勤めのビジネスパーソンは、六五歳の定年まで四〇年以上働かなければなりません。長い年月を働く間には、今週とか今月とか、短いスパンで仕事をとらえることも必要ですが、もっと長いスパンで自分が働く目的や働き方を考えておくことも必要です。

理想を言えば、一年先の目標、三年先の目標、五年先の目標というように、長いスパンで自分の仕事の意味や目的を考えていくべきなのですが、ほとんどのビジネスパーソンはそれを棚に上げてしまい、ひたすら目の前にある仕事を片付けるだけの日々を送っているのではないでしょうか。

▼▼▼目標には終わりと限界がある

なぜ多くのビジネスパーソンが、目の前にある仕事を片付けるだけの日々を送りがちなのか。それは社会人になるまでの生き方を考えれば無理のないことかもしれません。

高校受験や大学受験はそもそも短期的な目標達成のためのワークです。学校を卒業して会社に就職すると、配属先で仕事を覚える、同期に遅れないように頑張る……という具合に、知らず知らずのうちに短期的な発想で仕事をすることが習い性になってしまうからだと思います。

いったい何のために自分は働いているのか。そんなことをじっくり考えることもなく、あるいは考える必要があることに気づくこともなく、気づいたときには定年を迎えてしまう。そういう人が多いのだと思います。

売上を達成するとか給料を上げる、同期よりも早く役職者になるというのはすべて目標であって、働く目的ではないはずです。

目的は限りなく追いかけることが可能ですが、目標には終わりと限界があります。

一代で日本のトップ企業を築き上げた創業経営者の多くは、自分はなぜこの事業に取り組むのかという明確な創業理念や目的を持っています。だからこそ、松下幸之助さんも本田宗一郎さんも、海外ならスティーブ・ジョブスも、困難に屈することなく事業を拡大できたのだと思います。「この事業でいくら儲けよう」などという目標から入っている創業経営者はいません。

▼▼▼時代が変われば、行動も変えなければならない

新型コロナウイルスという危機は、私たちに「自分は何のために仕事をしているのか」という仕事の本質、あるいはこれまでの仕事との向き合い方を見直すチャンスになったのではないでしょうか。

新型コロナウイルスは、国民共通の危機です。緊急事態宣言が解除されたので、多くの人はコロナ以前の生活を再開し始めました。しかし、コロナ後は仕事にも生活にも新型コロナウイルス感染予防を取り入れた新しい形が加わりました。

私の場合でいえば、集合型研修がウェビナーと呼ばれるオンライン研修に変わりました。研修の方法は変わりましたが、研修の目的まで変わったわけではありません。研修の目的は、研修で学んだことを日々の活動に落とし込む「行動化」です。カウンセリングも、カウンセリングを受けた人の行動変容を支援することが目的です。

別の言い方をすれば、行動を変える必要がなければ、研修やカウンセリングを受ける必

要はないのです。

環境が変わって、それまでうまくいっていたことが思うようにできなくなった、あるいは時代の変化に対応した行動をとらなければならなくなったとき、行動を変えていく必要が生まれます。

新型コロナウイルス感染予防の対応策として、多くの企業がテレワークという働き方を導入しました。会社のオフィスで同僚たちと一緒に仕事をするこれまでの働き方から、主に「自宅で一人で働く」テレワークという新しい働き方に変わりました。

働き方が変われば、会社も上司も部下も具体的な仕事の仕方、コミュニケーションの方法を変えていかなければなりません。

これまでと同じ方法を続けていけば、どこかに歪が生まれてくるのは当然です。とくにテレワークでは、これまでとは違ったコミュニケーションになるので新たなハラスメントが発生したり、働く人たちの心の面にもさまざまな問題が起きてくると思います。その時、会社や上司はどう対応すればよいのか、どのような行動をとるべきなのか。テレワーク時代は、会社や人事管理部門、そして上司たちに新しい対応が求められる時代なのです。

第一部

テレワークの働き方を考える

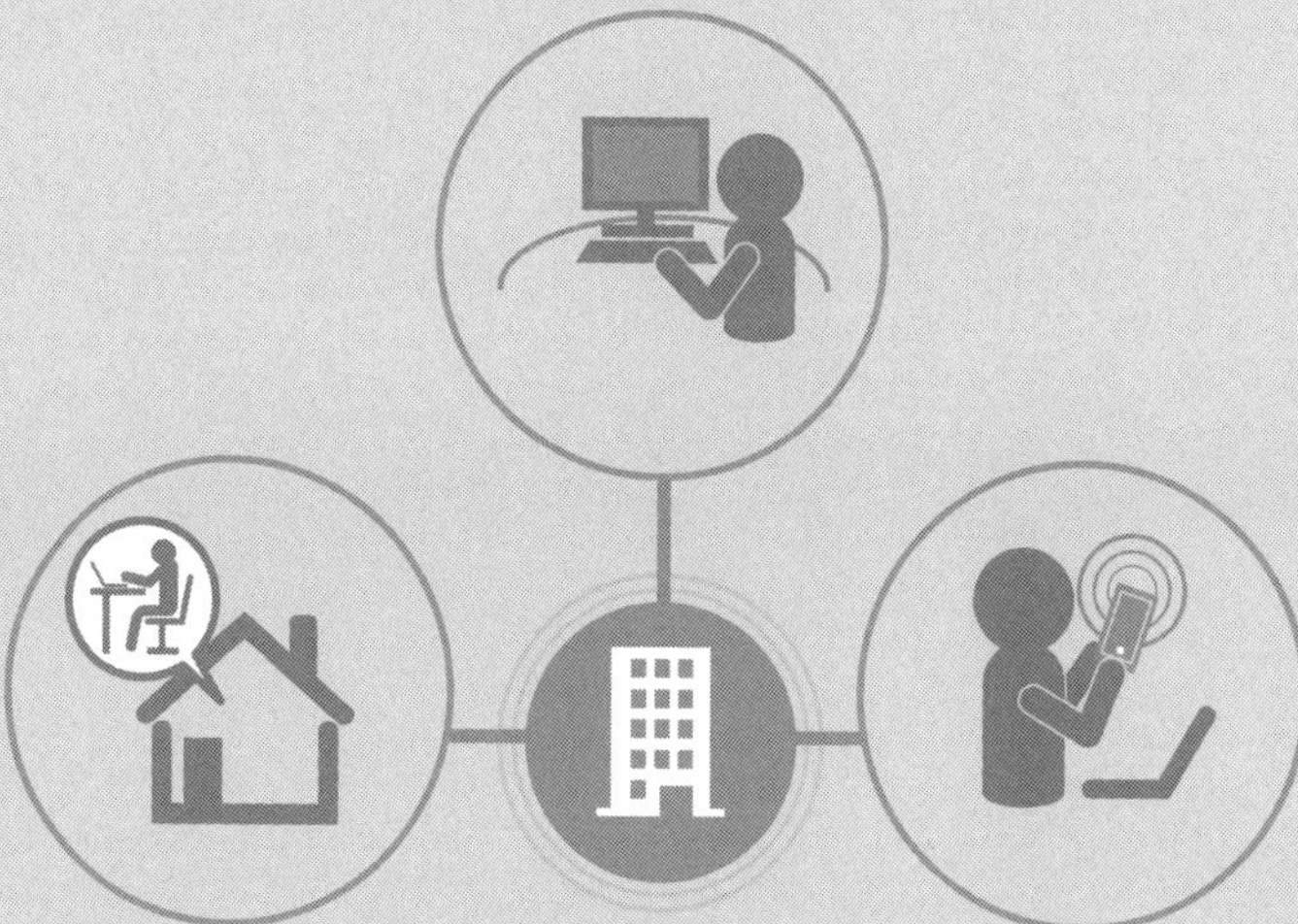

第一部では、第二部のテーマである「テレワークが抱える重大リスク」の導入として、コロナ以降急速に広まった「テレワーク」という働き方について考えていきます。

第一章では日本におけるテレワークの歴史と現状、テレワークが企業と従業員にもたらすメリットについて、またテレワークを導入していない企業の理由から、日本の企業の問題点を考察します。

第二章では、企業がテレワーク導入に期待していることを考えていきます。

具体的には、失敗のないテレワーク導入のために企業がしておくべきこと、デジタル画面を通して仕事をする際のメリットとデメリット、テレワークでも人は育つのか、同調性や協調性が身に付くのかどうかなどを、これまでの日本のリアルな職場と比較しつつ考察していきます。

第一章 日本のテレワークの現状について

▼▼▼日本のテレワークの歴史

テレワークとは情報通信技術（ICT、Information and Communication Technology）を活用した、場所や時間にとらわれない柔軟な働き方のことで、リモートワークという言葉も同義語として扱われています。

今回の新型コロナウイルスの感染拡大に伴ってテレワークを導入する企業が増えました。「テレワーク＝在宅勤務」のイメージが強くありますが、もともとテレワークは「在宅勤務型」、移動中に仕事をする「モバイルワーク型」、勤務先以外の施設で仕事をする

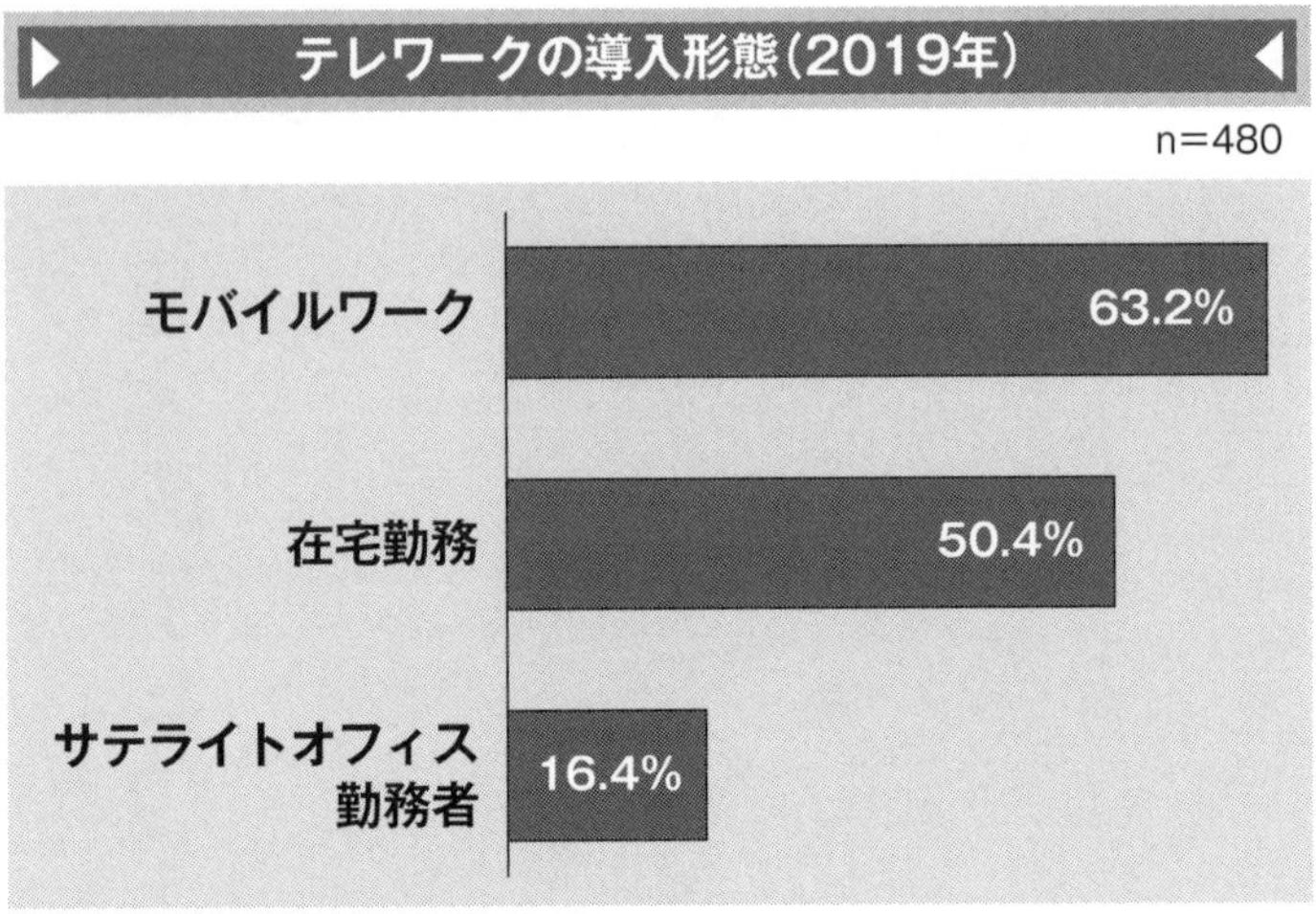

出典:総務省 2019年通信利用動向調査
※テレワーク導入企業からの回答 2019年9月調査実施

「サテライトオフィス型」、この三つに大きく分けられます。

総務省の通信利用動向調査(二〇一九年)のテレワークの導入形態を見ると、モバイルワークが六三・二%でトップ、在宅勤務が五〇・四%、サテライトオフィスが一六・四%と続きます(合計が一〇〇%を超えるのは併用者がいるため)。

日本では、一九八〇年代半ばごろから、アメリカで普及していた形態を参考に導入する企業が現れ始めました。先駆けとなったのはNECのサテライトオフィスの設置が有名で、主に結婚や出産を理由に退職してしまうことの多い女性社員を対象に、通勤負担を軽減し引き続き働いてもらうことが導入の目的だったといわれています。

その後、バブル期に全国の地価が高騰すると、都心部に大きなオフィスを構えると莫大なコストが発生すること、テレワークで働きやすさをアピールし優秀な人材を確保するなどの目的でテレワークを導入する企業は増加しました。

しかしバブル経済の崩壊とともに、テレワーク導入の背景にあった地価や労働市場環境は一変し、テレワーク導入に取り組む企業は少なくなりました。

その後、社会のＩＴ化が進捗し、二〇〇六年に安倍首相が地域の雇用創出やワークライフバランスの実現を見据えて、二〇一〇年度までにテレワーク人口の倍増を目指すことを発表しました。

二〇一七年一二月一二日に東京商工会議所が実施した「東京二〇二〇大会における交通輸送円滑化に関するアンケート」の結果によると、テレワークを「既に導入している」との回答は五・〇％、「二〇二〇年までに導入予定（一・五％）」、「導入を検討してみたい（九・九％）」を合わせると、一六・四％が前向きな姿勢を示していました。しかし、政府の目標には大きく届かない状態で今日まで推移していました。

ところが、二〇二〇年六月一七日に東京商工会議所が発表した「テレワークの実施状況に関する緊急アンケート」の調査結果では、東京都内の中小企業のテレワーク導入率は、一気に六七・三％にまで跳ね上がりました。このことからテレワーク導入は企業にとって新型コロナ感染症対策として必要に迫られたものであったことがわかります。

▼▼▼自分に合ったテレワークを選択する

インターネットの充実とパソコンやタブレット、スマホなどのデバイス（情報端末）の普及によって、私たちは移動中にも仕事ができるようになり、テレワークはいっそう効率的な働き方になりました。

パソコンに届いたメールをスマホでも受けられるように設定するなど、私たちは効率的なことを考えだすと、さらに効率を求めるようになります。

しかし、効率を追い求めると生活や行動のすべてが効率を意識したものになってしまい、移動中、休憩中などの隙間時間にスマホを見ることが習慣化されます。こんなことをしていれば、眼精疲労や肉体疲労だけでなく、ストレスもたまりやすくなります。

効率的に仕事をしている自分に満足してしまい、実は疲労やストレスで生産性を落としてしまっていることに気づいていないのです。

私自身、いろいろな書類を見ながら仕事をすることが多いので、デスクで仕事をしたほうが効率的だと頭では理解していても、ついつい移動時間中にできるだけ仕事をしようとしてしまいます。

もちろん、移動中に作業をするのに向いている内容の仕事もあるので、生産性を上げている人もいるでしょう。

要は**テレワークで大切なことは、自分の仕事の特性を考えて、自分に合った働き方を選択することだと思います。**

▼▼▼コロナ前後で一変した新幹線の風景

緊急事態宣言が解除され、私は数か月ぶりに新幹線に乗りました。その時、車内の様子が変わっていることに驚きました。

コロナ以前は、スーツ姿のビジネスパーソンがノートパソコンのキーボードをたたく姿がよく見られました。しかしコロナ後は、本を読んでいる人、何か考え事している人、眠っている人が増えていました。

習慣や行動はなかなか変わりません。しかし、**何か満たされないときやショックを受けたときなどに、習慣や行動は変わるものです**。今回はコロナショックが行動を変えさせたのではないかと思います。

コロナショックで効率の裏側にあるものが見えてきたので、隙間時間に無理やり仕事はしないというように行動が変わってきているのかもしれません。

メールは会社に戻って、あるいは家に帰ってパソコンで読めばいいのに、スマホにメール転送の設定をして、なぜか焦ってメールチェックをしています。早く情報をつかむことが悪いとはいいませんが、結局、自分で自分を無理やり忙しくさせてしまっているのではないでしょうか。

▼▼▼テレワーク推進は日本の国策

これまでテレワークは、働き方改革の切り札として、あるいは二〇二〇年に開催される予定だった東京オリンピック・パラリンピックの開催中の混雑緩和のために、政府が一丸となって取り組んできた政治課題でした。

二〇一六年七月、総務省・経済産業省・厚生労働省・国土交通省など、いわゆる「テレワーク四省」からなる連絡会議が開催され、テレワーク推進に向けての政府連携が強化されました。この四省を取りまとめるのが内閣官房と内閣府で、女性活躍推進やワークライフバランスの実現なども含めた国策として取り組んでいます。

テレワークに対する各省の目的は、総務省はＩＣＴ活用による社会変革の実現、厚生労働省は多様な働き方の実現、経済産業省は企業価値の向上、国土交通省は都市部の過度な集中解消と地域活性化などで、テレワークの推進によって自省の課題を達成していこうという思惑があります。政府が推進しているだけに、テレワーク導入を推進する企業には助成金が給付されます。

テレワークという働き方を推進する政府の取り組みは、私たちの想像以上に行われており、テレワーク関連情報も確認が大変なほど大量にあります。

しかし、これほど政府が強力に推し進めるテレワークですが、働く人の意識と価値観に沿ったものなのかどうかという問題もあります。

転職活動で企業を選ぶときに転職志望度が上がる制度の第一位は「副業、兼業の解禁」で五〇・三％、二位が「テレワーク」で四九・五％と、ほとんど差がありません。

これは日経ＨＲ社が二〇一八年に行った意識調査の結果ですが、コロナ後に行っていれば、テレワークがトップになっていたかもしれません。

この結果から、今後働く人たちの意識は、テレワークを選択肢に入れる必要がないほど、「テレワークができて当たり前」に変わっていくでしょう。

一方、公益財団法人日本生産性本部が実施した「新型コロナウイルス感染症が組織で働く人の意識に及ぼす影響に関するアンケート調査」（二〇二〇年五月二二日実施）によると、自宅での勤務の満足感は、「満足している」が一八・八％、「どちらかと言えば満足している」が三八・二％と、六割弱が満足していると回答しています。

さらに新型コロナウイルス収束後もテレワークを継続したいかについては、「そう思う」が二四・三%、「どちらかと言えばそう思う」が三八・四%と、六割強がテレワークを続けることに肯定的です。

コロナ後のテレワーカーたちは「通勤の負担がなくなった」「会議が少なくなってよかった」「電話に出なくてすむので邪魔されなくていい」「家族とすごす時間が増えた」など、何らかのメリットを享受しているので、満足度が高い調査結果になったのでしょう。

しかし、テレワークという働き方がほんとうによいのか悪いのかは、一年あるいは二年続けた後でないと判断できないと思います。ベネフィットにはリスクが付き物なので、その時、リスクが出てくる可能性は否定できません。

▼▼▼テレワークでほんとうに労働生産性は上がるのか

日本はすっかり少子高齢化社会になり、労働力人口が増える見込みはありません。この労働力人口の減少を解決する対策は三つあるといわれています。一つは「女性の活躍推進」、あとの二つは「外国人労働者の登用」と「労働生産性の向上」です。

女性の活躍推進に関しては法律も作られ推進されています。外国人労働者の登用については、コンビニエンスストアの店員は外国人のほうが多いのではないかと思うくらい増えました。問題なのは労働生産性の向上です。

以前から日本の労働生産性は低いと言われ続けていますが、二〇一七年の就業者一人当たりの労働生産性の国際比較を見ると、ＯＥＣＤ加盟三五か国中、一位はアイルランドで一六万四七九五ドル、二位はルクセンブルクで一四万三七七〇ドル、三位はアメリカで一二万七〇七五ドル。日本の労働生産性は二一位で八万四〇二七ドル、主要先進七か国中では最下位です。

相変わらず労働生産性が低い状況が続いているわけですが、テレワークの労働生産性はどうでしょうか。

テレワークを導入している企業とテレワークを導入していない企業の一社当たりの労働生産性を見ると、**テレワークを導入している企業の労働生産性は、導入してない企業よりも一・六倍高かった**という総務省の調査結果が出ています。

テレワークをすると労働生産性が上がる。これが政府としてテレワークを推進する論理的根拠になっています。

▼▼▼テレワークが企業と従業員にもたらすメリット

企業はテレワークによって業務効率化による生産性の向上のほかに、通勤や事務所コストの削減、優秀な人材の確保と雇用の継続、育児や介護をしている人の離職防止などのメリットを享受できます。従業員のほうも、勤務時間の短縮、通勤に伴う精神的・身体的負担の軽減、時間外労働の削減、ワークライフバランスなどを享受できる……。こんなふうに見るとテレワークは企業と従業員双方にＷｉｎ－Ｗｉｎをもたらす働き方といえそうです。

またテレワークができる環境を整備しておくと、たとえば台風のときに従業員を出勤停止にすべきかどうか、自己判断で出社するように伝えるべきか、それとも何も言わないのか、難しい判断を回避できるメリットと、災害時でも事業活動を継続できるメリットが生まれます。

災害の際にテレワークができるという選択肢があることは企業にとっても従業員にとってもプラスがあります。

ただし、通勤や事務所コストの削減が可能とはいっても、各家庭の通信インフラに対する費用を会社は負担しなくてよいのかという問題があります。

自宅にテレワークが可能な環境をつくるには、パソコンやデバイスなどの機器、通信環境の整備、プリンターやインク、用紙などのコストがかかります。それをすべて個人で負担するとかなりの金額になるでしょう。すでにすべてそろっていてもランニングコストはかかるので、一定部分は会社が負担すべきでしょう。

▼▼▼「テレワークを導入しない理由」は、実は自社の課題

テレワークは企業と従業員双方にメリットがあるにもかかわらず、一方ではテレワークを導入しない企業があります。導入しない企業には、何かそれなりの理由があるはずです。その理由について考えてみましょう。

テレワークを導入していない企業の理由は、「テレワークに適した仕事がないから」が七四・七%で、圧倒的多数を占めています。

しかし、「テレワークに適した仕事がないから」と答えておきながら、その中には今回のコロナ禍でテレワークを導入した企業もあります。

テレワークを導入しない理由

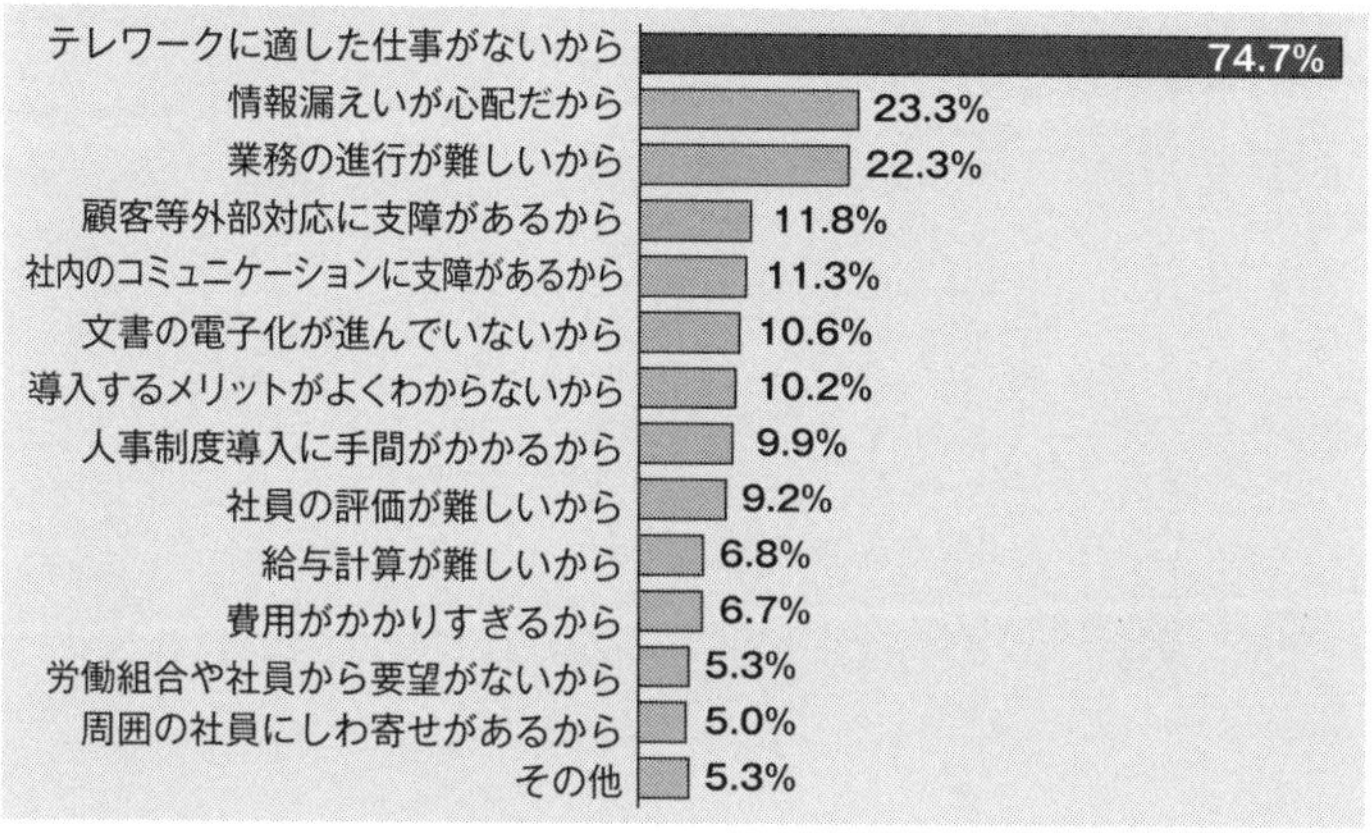

出典:総務省 2019年 通信利用動向調査
※テレワーク未導入で、導入予定もない企業からの回答 2019年9月調査実施

つまり、これまでテレワークを導入しない理由にしていたマイナス面には目をつぶり、導入を決めたあとに仕事に支障がないようなシステムを急遽取り入れて、一気に始めてしまったのではないかと想像できます。いわば、**今回は導入ありきのテレワーク開始だったのではないか**と思います。

いま述べたように、テレワークを導入しない理由は「テレワークに適した仕事がないから」が突出しています。それに続く理由は「情報漏えいが心配だから」「業務の進行が難しいから」「顧客等外部対応に支障があるから」「社内のコミュニケーションに支障があるから」「文書の電子化が進んでないから」と続きます。
しかしよく考えると、これらはテレワークを導入しない理由にはならないのではないかと思います。なぜなら、これらはテレワークでなくても、本来、企業が解決すべき課題だからです。

逆に言うと、テレワークを導入している企業はこれらの問題をクリアできているといえるでしょう。クリアできているから、テレワークを導入しているのです。

つまり、**テレワークを導入しない理由を述べている企業は、自ら自社の課題を語っているのだと思います。**

今回のコロナ禍でテレワークを導入しない理由を自社の課題として発見し、その課題を解決しないと、そもそも経営が危ういということに気づいたのではないでしょうか。
やはりこの**コロナ禍は、自分の中にある危機、課題に気づくチャンスだったのです。**

▼▼▼テレワーク相談事例

以下にテレワークに関する相談事例を二つほど挙げて、この章を閉じます。

Q テレワークは、労働時間の把握と管理が難しい。どのような点に気をつければいいでしょうか?

厚生労働省が定めた「労働時間の適正な把握のために使用者が講ずべき措置に関するガイドライン」によると、企業は労働時間を適正に把握し、適切に管理することが求められています。

具体的には、使用者が自ら現認することにより確認する。つまりタイムカードやICカード、パソコンの使用時間の記録などの客観的な記録を基礎として確認し、適正に記録することとされています。

私がいくつかの企業の人事部にお聞きしたところ、「業務開始時と終了時に上司に電話、メール、LINEなどで連絡をする」「ウェブ会議で朝礼、終礼を行い確認する」などの方法で管理しているとのことでした。

また、時間外労働の対策については、テレワーク中の時間外、休日労働、業務時間外のメール送付、ウェブ会議などを原則禁止し、社内システムへのアクセス制限等の対策をとっている企業が多くありました。

Q　緊急事態宣言解除後、新型コロナウイルスに感染するのが怖くて出社できない社員がいます。どのように対応したらいいでしょうか？

まずは、心身の状態を確認すること、本人の話をよく聞いてあげることが大切だと思います。会社が実施している感染予防対策を丁寧に説明するのもいいでしょう。しかし、説明するだけでは、安心できない人もいます。

私が今年の七月に飛行機を利用した際、機内の空気は三分以内に完全に外気と入れ替わることを知りました。航空会社が座席の位置を配慮してくれる、乗務員・乗客はマスクを着用するなど、安全な状態だと認識できました。

しかし、安全性と安心感はイコールではありません。不安を感じやすい人には、情報の提供や安全性を説明するだけでなく、話を聴いてあげることです。話を聴いてあげることで気持ちが落ちつき不安を小さくすることができます。

それでも感染が怖くて出社しない場合は、業務命令、懲戒処分などの措置を検討することなると思います。その必要性も含めて、弁護士、社会保険労務士などに相談することをおすすめします。

第二章 テレワーク導入に期待する「効率」に潜む罠

▼▼▼なぜテレワークなのか、導入の目的を明確にする

図らずもテレワークの導入を推進させたのは、新型コロナウイルス感染予防対策として、社員の健康と安全を確保するためでした。

テレワーク導入のきっかけは急場のコロナ対策でしたが、実際にテレワークを導入してみると、意外にも支障なく会社を回すことができたので、このままテレワークを続けようというのでは、将来、何かしら問題が起きてきそうです。

やはり**「なぜテレワークを採用するのか」という理念や目的を明確にしておく**べきだと

思います。

第一章の「日本のテレワークの歴史」でも述べたように、日本の企業がテレワークに求めていたものは、働き方の多様性やワークライフバランスへの対応、移動時間の短縮などでした。中でももっとも大きな導入目的は効率性でしょう。

では、効率性とは具体的に何を指すのか。コロナ対策で導入したテレワークでも、テレワークにおける効率性を明確にしておく必要があります。

テレワーク導入を呼びかけてきた政府の資料を見ると、テレワークを導入する際の注意点がいくつか挙げられています。

まず、**テレワーク導入の対象となる労働者の範囲を明確にする**こと。どの職種なのか、どの業務なのか、どの世代なのかを明確にしておく必要があります。

単純に「君はパソコンに強いからやってみるか」「たまには家で仕事をしてみるか」という程度のことで、テレワーク対象者を選んではいけません。

しかし会社の中では、この「やってみるか」という軽さで新しい仕事を与えることがよくあるものです。

私は二〇代のころ、旅行会社で企画の仕事をしていましたが、突然に上司から「アフリカに行ってみるか」と言われたことがありました。

なぜアフリカなのか、アフリカに行って何をするのか、上司はその理由や目的を説明することもなく、「アフリカに行ってみるか」と言ったのです。

いまにして思えば、「アフリカに行った経験を企画マンとして活かせ」、あるいは「厳しい環境でもまれてこい」というような、一種の親心だったのでしょう。しかし、それは昭和時代の名残があったころだから通じる話で、いまのビジネスの世界ではこんな乱暴な仕事の与え方は通用しません。

▼▼▼なし崩し的に導入した制度は長続きしない

私の思い出話はともかく、「やってみるか」という軽さでは、社員が納得するテレワーク導入の理由にはなりません。

しかしコロナ対策で急場しのぎにテレワークを導入した企業の多くは、コロナ対策として「やってみるか」で導入したのではないでしょうか。

テレワークに関する政府の資料には、テレワーク導入に際しては労使が協議しなければならないと明示しています。

テレワークを導入し、導入を効果あるものにするなら、労使間に認識のずれが起きないように、会社と社員がしっかり話し合い、その目的や改善ポイントがあるかなどを明確にしておく必要があると思います。

しかし、コロナ以降にテレワークを導入した企業は、労使間でテレワーク導入によって発生する問題点や運用のルールをしっかり話し合ったでしょうか。導入するという事実が、テレワーク導入のハードルそのものをなくしてしまったのではないでしょうか。それまで「導入しない理由」がたくさんあったはずなのに、です。

コロナ以前の二〇一九年に総務省がテレワークの効果について行った調査では、「非常に効果があった」「ある程度効果があった」と回答した企業が八七・二％に上りました。この数字は、準備を整えてテレワークを導入すれば、やはり一定の効果が期待できることを物語っているといえます。

今回のテレワーク導入の多くは緊急避難的ですから、新型コロナウイルスが収束すれば、また会社に出社して仕事をすることになります。

なし崩し的な制度導入が長続きした試しはありません。テレワークには効果があると判断し、新型コロナウイルス収束後もテレワークを続けるのであれば、改めてテレワークの目的を明確にし、社員にしっかり周知する必要があることはいうまでもありません。**目的や方法を明確にしないままテレワークを続ければ、必ず何かしら問題が起きてくる**でしょう。

▼▼▼デジタル画面での仕事のメリットとデメリット

前述したように、総務省の調査では八七・二%の企業がテレワークに効果があったと答えています。つまり、九割近くの企業がテレワークに何らかのメリットを見出しているわけです。

しかし本書の「まえがき」で、薬にはベネフィット（効きめ）とリスク（副作用）があり、ベネフィットが大きいとリスクも大きくなると述べたように、テレワークにメリットがあるなら、当然デメリットもあるはずです。ここではテレワークのメリットとデメリットを考えてみます。

テレワークは主に自宅でパソコンを使って仕事をする場合が多いので、まずデジタル画面をとおして行う仕事のメリットとデメリットを考えてみます。

デジタル画面で仕事をするメリットは、

- **資料や情報の整理がしやすい**
- **費用負担が少なくすむ**
- **隙間時間でも資料などを読みやすい**
- **セキュリティーを強化できる**

などが挙げられます。

たとえば、関連する文書ファイルをフォルダに入れることによって、資料や情報の整理がしやすく、文書名に日付や番号を入れておけば、更新の過程もわかりやすい。それに何といってもデジタル文書は保管場所が不要なので、職場や家の中が書類で埋め尽くされる心配がありません。USBメモリやメモリカードに保管すれば持ち運びも便利です。

費用負担が少ないのも魅力です。テレワークのためにパソコンを購入したり、Wi-Fi環境を整えるなど、ある程度のイニシャルコスト（初期費用）とランニングコスト（維持管理費）はかかります。しかし社員が働く施設の維持や通勤費等と比較すれば負担は少なくてすみます。

またデジタル画面であれば、スマホやタブレットを使って隙間時間でも資料を読んだり、メールの送受信もできます。パスワードを設定し、ウィルスソフトをインストールすれば、セキュリティー面も安心です。

一方、デジタル画面で仕事をするデメリットとしては、

- **文字が読みにくい**
- **一覧性に劣り、全体に目をとおすことが難しい**
- **情報が理解しにくい**
- **記憶が定着しにくい**

などを挙げることができます。

パソコンやスマホ、タブレットなどは、ブルーライトを発するので、目が疲れやすいといわれています。ブルーライトの波長は約三八〇〜五〇〇nmで、限りなく紫外線に近い可視光線です。角膜や水晶体で吸収されずに網膜まで到達するので、長時間ブルーライトを見ていると、目が疲れるだけでなく、睡眠にも影響を与えます。よい睡眠を確保するために寝る前のパソコンやスマホ、タブレットでの作業は控えたほうがよいでしょう。

また、パソコンなどの画面は、画面そのものが光を発する「透過光」です。それに対し、本などの印刷物やプリントアウトした資料は「反射光」です。

同じ内容の資料でも、**透過光で読んだ場合と反射光で読んだ場合とでは、反射光で読んだ場合のほうが情報を理解しやすく、記憶の定着率がよい**といわれています。

これは、情報管理ソリューションのトッパン・フォームズ株式会社などが中心となって実施した、ダイレクトメールに関する脳科学実験でも明らかです。

同じ情報であっても紙媒体（反射光）とディスプレー（透過光）では脳はまったく違う反応を示し、特に脳内の情報を理解しようとする前頭前皮質の反応は紙媒体のほうが強く、ディスプレーよりも紙媒体のほうが情報を理解させるのに優れていることが確認されています。

デジタル画面は文字そのものも見にくく、長時間凝視していると目が疲れてしまううえに、資料などが画面のサイズでしか読めないので、全体に目がとおせないというデメリットもあります。

▼▼▼インターネット・コミュニケーションのメリットとデメリット

テレワークでのコミュニケーションは、インターネットをとおしたコミュニケーションが中心になります。次にインターネット・コミュニケーションのメリットとデメリットを考えてみましょう。

インターネット・コミュニケーションのメリットとしては、

・自由な時間にできる
・情報伝達しやすい
・自己開示しやすい

・記録が残る

などを挙げることができます。

一方、デメリットは、

・信頼関係が築きにくい

・非言語メッセージが伝わりにくい

・インターネットを使わない人とはコミュニケーションできない

・対面交信が面倒になる

などが考えられます。

人と人が交流し理解し合うには、「その人が目の前にいる」ことが非常に重要です。お互いが同じ空間、同じ場所に存在すると、そこに一定の安心感と信頼関係が生まれます。単に言葉を交わすだけでなく、非言語メッセージの交換をしながら話すので、さらに意思が伝わりやすく（理解されやすく）、それがコミュニケーションの安心につながります。

非言語メッセージとは、他者とコミュニケーションを図るときの表情や顔色、声のトーン、話す速度、ジェスチャー、視線などのことで、言葉以上に大きな役割を果たします。

服装や髪形、香りなども非言語メッセージに含める考え方もあり、**相手に伝わるメッセージを一〇〇とした場合、九〇%は非言語メッセージという説がある**ほどです。

リアルな対面による会議や打ち合わせなら、相手が目の前にいるので、その人の声の調子や態度などを総合的、立体的にとらえることができます。目で見て耳で聞いて判断できると安心感が生まれます。

しかし、テレワークで行う会議や打ち合わせは、デジタル画面をとおすので、どうしてもテレビを見ているような感覚になりがちなばかりでなく、その画質はテレビより相当劣っています。

コミュニケーションに限っていえば、リアルな対面のほうがお互いの間に安心感と信頼感が醸成されやすく、非言語メッセージを受発信しやすいので、インターネット・コミュニケーションよりはるかに伝達度も理解度も深いといえます。

▼▼▼固定電話に出られない若者たち

私が社会人になったころは、会社にかかってきた電話は新入社員がとる。それが新入社員の仕事の一つでした。ところが、いま電話をとらない新入社員が多いことが話題になっています。正確に言うと、**固定電話にかかってきた電話をとることができない若者が増えているの**です。

なぜかというと、一人一台ずつ携帯電話を持っていて、そもそも固定電話で通話をしたことがないので、どう話を切り出せばよいかわからない。また、携帯電話に相手の電話番号を登録しておけば発信者名が表示されますが、会社の固定電話は必ずしもそうではないので、誰からかかってきたのかわからないので怖い。したがって、固定電話をとることができないというのです。

そもそも固定電話がない家庭で育った若者がいたり、固定電話に出るのが怖くて出社しなくなる新入社員がいたりするので、新入社員のために「固定電話に出る研修」を行う会社さえあります。笑い話のような話ですが、悩ましい問題になっています。

最近は社員一人ひとりに携帯電話を貸与している会社もありますが、そういう会社でもデスクには固定電話があり、固定電話での話し方を身に付けておく必要があります。

怖さからいえば、人と対面して話すより、携帯・固定を問わず、電話のほうがはるかに怖くないはずです。

しかし、仕事の成果を考えると、実際に人に会って話す「対面によるコミュニケーション」のほうがはるかに効果的です。

実際に人に会うのですから、移動に時間はかかるし、本題に入るまでに余計な話をしてしまう、あるいは言いたいことを切り出せなかったり、正確な記録を残すのが難しいなど、いろいろなデメリットがあります。

一方、実際に会って話すと、非言語メッセージによってより深い理解を得られたり、関係が良好になったりするメリットが期待できます。

デメリットがメリットに反転しやすいのが対面コミュニケーションの特徴です。反対に、**非対面のインターネット・コミュニケーションのデメリットは、メリットにつながりにくいのが特徴**です。

対面コミュニケーション、非対面のインターネット・コミュニケーション、それぞれにメリットとデメリットがあるので、両方の特性と効果を踏まえて、時と場合に相応しいほうを選択する必要があると思います。

▼▼▼無駄に見える雑談は生産性を上げる切り札

書店に行くと雑談に関する本が数多く並んでいます。中には版を重ね何十万部も売れているロングセラーもあります。

なぜ多くの人が一見非生産的に見える雑談に関心を持つのでしょうか。それは**雑談という探索行動によって、それまで取得できずにいた情報に触れることができる**からです。

雑談をする動物は、社会的動物である人間以外ありません。つまり、雑談は人間が生み出した、他者との友好関係を築いて孤立を防ぐ戦術的行動といってよいでしょう。

私の知り合いにも、「喫煙室は情報交換の場であり、人間関係を深める場でもある。とりとめのない話をしているうちに、いいアイデアが出たり、行き詰まりの解消につながる情報を聞き出すこともできる。一時間会議をするよりよほど生産的です」と言う人がいます。

ちょっと前なら、会社の給湯室での女性社員のおしゃべりにも、同じような効果があったのかもしれません。サラリーマンが居酒屋で話しているのも同じことなのでしょう。

かつての職場には、雑談や無駄話というコミュニケーションを上手に活用して、円滑に仕事を進める人がいました。しかしビジネスの世界は、徹底的に無駄を省く方向に向かっています。極論すると、無駄を省こう省こうとしていることが生産性を低くし、成果が出にくくなっている面があるのかもしれません。

対面で行う部や課の会議でも、すぐに本題に入るのではなく、慣らし運転のように少し雑談をしてみるのもよいのではないかと思います。

雑談は基本的には余計なことです。余計なことを言ってもよいという雰囲気ができていると、自由な発言をしやすくなります。自由であるということは、脳の活性化につながります。脳が活性化すれば、思わぬアイデアが出る可能性が高まるのではないでしょうか。

対面の会議での雑談、喫煙室、給湯室、居酒屋などでの雑談、これらに共通しているのは、同じ空間に存在しているという点です。まさに対面のコミュニケーションです。

こうした効用はインターネットのコミュニケーションでは得られないのではないでしょうか。

▼▼▼テレワークで人は育つのか

いま本書を手にしている方は、社会人になりたてのころ、どのように仕事を覚えてきたでしょうか？　新入社員を対象にした入社時研修、配属後に上司や先輩から指導を受けたり、マニュアルを読んだり……。それだけではなかったはずです。

技術、接客、営業、企画、職種にかかわらず、上司や先輩の振る舞いや仕事の進め方を見て、自分なりにやってみたり、真似をして仕事を覚えてきた経験があるはずです。それを「代理的経験」といいます。

代理的経験には、「自己効力感」を高める働きがあります。自己効力感とは、「課題を達成できそうだと思う感覚」のことで、簡単に言えば「自信」です。

自己効力感が高まると、困難なことに挑戦できるようになったり、ストレス耐性が上がるなどの効果があります。

ミネソタ大学の調査によると、五感の中で情報収集力が最も優れているのは「視覚」だという結果が出ています。

視覚の発達に関しては、精神科医の岡田尊司氏は著書『社会脳』（PHP新書）の中で「霊長類の進化において、毒のない果実を選択するために色覚を発達させ、また、群れの中で、生きていくために顔を見分けるといった視覚情報処理のために必要な皮質を発達させたという説がある」という興味深い内容を紹介しています。

つまり**私たちには、人に会って話すことで何かに気づき、人を見て学ぶことができる**のです。

仕事の周辺部分もまた視覚から得ています。上司が先輩のことを厳しく叱っている様子を見て、仕事の厳しさや自分に足りない部分に気づいたり、周囲にいる人を見て、同じように行動することでその場の空気を読み、職場という群れの一員として認められます。

このように仕事を覚えることにおいても、「目で見る」ことがいかに重要かおわかりいただけると思います。

テレワークは上司や先輩、同僚たちから離れ、基本的に自宅で一人で仕事をします。それは当然ながら人の様子を見ることのできない環境です。

テレワーク中にウェブで会議をしても、会議の様子を見ているだけで「仕事の様子」を見ることはできません。

私たちが仕事を覚えてきたとき、**上司や先輩、同僚たちの「仕事の様子」を見て覚えてきましたが、テレワークではそれができない。つまり、テレワークでは人が育ちにくい、**ということです。

▼▼▼テレワークで同調性や協調性は身に付くか

周囲にいる人を見て、その人たちと同じように行動することで「空気を読む」という能力を身に付けることができます。

「空気を読む」というのは一種の「作法」なので、空気を読まない、あるいは空気を読めないと職場という群れから追い出されてしまいます。

「空気を読む」ということは、勝手な行動をせずにみんなと同じような言葉、みんなと同じように行動をすることで、私たちは職場という群れの中に溶け込んでいきます。

この「空気を読む」という「作法」はテレワークで身に付けることができるでしょうか。

「空気を読む」という「作法」は、会社にいて、上司や先輩、同僚たちを目で見て、はじめて身に付けることができます。

つまり、空気を読んでみんなと同じような行動をとることで「群れの一員」として認められる。群れの一員として認められると同調圧力が高まるとともに、協調性も高まり、自分を抑えて仕事をする人が増えてきます。

テレワークでは「空気を読む」という「作法」を身に付けることはできないので、同調性や協調性を持った社員も育ちにくいと思います。

同調性や協調性を持たない社員が増えたとき、部や課の組織的なパフォーマンスは高まりにくくなります。その結果、会社という組織にどのような結果が待っているかは、改めて言うまでもないでしょう。

▼▼▼テレワークはモチベーションの維持が困難

テレワークは同調性や協調性を持たない社員を増やしてしまうと述べましたが、実際に多くの日本企業は、社員一人ひとりが個を殺すことで集団のパワーを得て成長してきました。「自分らしく生きたい」という価値観をもっている若い世代にとっては、そのような職場は居心地が悪いでしょう。

しかし、職場という群れは窮屈な部分はあるものの、同じ時間、同じ空間に存在することで得られるものが数多くあります。

職場で繰り返される、話し合い、助け合いを通じて、自然に仕事がしやすい信頼感や人間関係が形成されます。

人間同士の基本的な信頼関係は、フェイストゥフェイスの中でつくられていきます。今後、テレワークが一般化すると、「出社する意味はない」「打ち合わせはメールで十分」と主張する人が増えるでしょう。

しかし、そのような人は効率的に仕事をすることはできても、何か自分にとって困ったことが起きたときに孤立してしまいます。

仕事で重大な問題を抱え、体調が悪くなっても「効率」は人を救ってはくれません。

さらには、モチベーションを維持するのも困難になるでしょう。テレワークを始めた当初は自宅での仕事に集中することができても、徐々にやる気がなくなっていきます。秩序あるものは、やがて無秩序状態になります。そして、無秩序状態から秩序ある方向に向かうことはありません。これは熱力学の「エントロピーの法則」です。

これをテレワークに置き換えると、**自宅で仕事をしている人がやる気を失うと、自力で元に戻すのは困難**だということです。

それを元に戻すには何らかのエネルギーが必要です。そのエネルギーを得られるのが、職場という空間であり、人なのです。

日本の会社は、人の仕事を目で見て覚え、職場にあるエネルギーでやる気を高めてきました。つまり、**自宅で一人で仕事をしているテレワーカーにも、自分の刺激となる何かが必要**なのです。

テレワークを導入している会社や上司がすべきことは、オンラインとオフラインのバランスを調整しながら、自律的に仕事ができるように刺激を与えるなど、テレワーカーをサポートすることです。

職場という空間には、自分を動機づけするエネルギーがたくさんあります。**テレワーカーのテンションが落ちていると感じたら、あえて出社してみることをすすめてみる。あるいは誰か人に面会することを提案してみる。**デジタル画面をとおして人に会っていても、それでは刺激が弱く、リアルにその場に行かないとエネルギーになる刺激にはなりません。

テンションが下がっている人は、刺激を受けないとさらにテンションが下がります。会社や上司はそこを理解して、テレワーカーのやる気を維持するように配慮していくべきです。

▼▼▼テレワークに共感しやすい若い世代が危うい

これまで同調圧力がかかる職場に適応してきた中高年と違って、若い世代の多くは同調圧力に馴染めません。

公益財団法人日本生産性本部と一般社団法人日本経済青年協議会が毎年実施している新入社員の「働くことの意識調査」では、「仕事」よりも「生活」中心と回答する人の割合が多く、その差は広がり続けています。

二〇一九年の調査結果は、生活価値観の質問では「他人にはどう思われようとも、自分らしく生きたい」が八四・五％、就労意識の質問では「社会や人から感謝される仕事がしたい」が九三・九％という結果が出ており、生活価値観と就労意識の五年間の推移から、仕事や職場へのコミットメント（関わりや責任）の低下傾向が見られるという分析結果が出ています。

自分らしく生きたいと思う一方で、人から感謝されたいと思う。この生活価値観と就労意識のズレ、矛盾が新入社員の特徴として浮かび上がっています。

デジタルネイティブである若い世代にとって、ＩＣＴを活用した働き方に違和感はないため、テレワークという働き方に共感する人は多いでしょう。

しかし、近くでサポートしてくれる人はいないが、「仕事は成果を求められる」という現実に共感できるでしょうか。

共感できる部分があるということは、共感できない部分もあるということです。「共感できない部分は知りません」というわけにはいかないのです。

若い世代で仕事や職場へのコミットメントが低下する中、彼らはどうやって成果にコミットメントするのでしょうか。

その答えがないままテレワーカーとして自宅で仕事をしても、自分らしく生きるどころか、窮屈な生き方を強いられてしまうのではないでしょうか。

個人と組織はWin-Winになれるのか

さまざまな調査結果が示すように、また私自身が大学の授業や企業の若手社員育成に関わってきた経験から、日本は若い世代を中心にアメリカの個人主義的な考えに近くなっていると感じています。

しかし、**若い世代の価値観が個人を大切にする価値観に変わっているとしても、アメリカで定着しているテレワークという働き方に適応できるとはかぎらない**でしょう。

アメリカではジョブディスクリプション（職務記述書）により、仕事内容や責任が明確になっています。また、ホワイトカラーエグゼンプション（労働時間規定の適用免除）があり、ホワイトカラーの労働時間を管理する必要がありません。企業には解雇の規制がなく、成果を出せない労働者を守る必要もないのです。

つまり、アメリカには解雇に対する規制がなく、成果を出せない労働者を守る必要もないので、今回の新型コロナウイルスで企業の業績が落ち込めばレイオフで、業績が回復すれば再雇用される可能性はあるにせよ、いったんは全員解雇です。

アメリカは成果主義で、制度もあり、労働者の意識もテレワークに向いている。アメリカではテレワーク導入率が八割を超えているといわれていますが、テレワークを阻害する大きな要因がなく、生産性が上がる合理的な根拠があるのです。

一方、日本はどうでしょうか。

日本はかつて過重労働が当たり前でした。中高年は長時間働く部下を見ると、「頑張っている」と評価します。しかも時間外勤務については、残業を命じたら一分単位で残業代を支給することを労働基準法は求めています。

会社から異動を命じられると、慣れない職種に変わるリスクがあります。慣れない職場に異動すれば、当然、慣れるまでは成果は上がりません。成果が上がらないから解雇されるかというと、解雇法制が厳しいので即解雇とはならないのが日本なのです。

つまり、**日本では法律も人の意識も効率や成果を必ずしも重視していなかった**のです。

こうした特色のある日本の職場にテレワーク導入が進む中、果たして中長期的に生産性を高め、個人と組織はＷｉｎ－Ｗｉｎの関係になれるのでしょうか。

たしかにテレワークには魅力があり、企業も従業員も短期的にはベネフィットを享受できるかもしれません。

しかしこれからの二年後、三年後を考えると、テレワークが抱える課題を未解決にしたまま、「多様な働き方」というキャッチフレーズに深慮もなく同調し、テレワーク導入を拡大させていくことに、私は強い危機感を感じています。

▼▼▼未成熟な社会は、人間の成熟を促す

ここまでテレワークのメリットばかりが強調されている状況を憂い、敢えてデメリットにも視点を向けてきました。ここからはカウンセラーの立場で、テレワークを支える「心のケア」に重点を置いて解説します。

テレワークを導入するなら、アメリカのジョブディスクリプションのように、日本でも職務分掌を明確にする必要があります。実際、一部の企業では、ジョブ型人事制度の導入が始まっていて、今後さらに拡がっていくと考えられます。

ジョブ型人事制度が導入されると、職務や給与水準、責任範囲などが明確になるので、労働者側も書面に書かれてある内容をしっかり確認し、理解できない、納得できない場合は、会社や上司に確認することが大切です。**テレワークでは、沈黙は美徳ではなくリスクにしかならない**のです。

ほかにテレワークで気をつけることは、対人関係やメンタルの問題です。

上司と部下のコミュニケーション問題の背景には、ジェネレーションギャップや価値観の違いがあります。部下に成果を出してもらうためには、若い世代の特徴を理解し、部下一人ひとりの価値観、気持ちに配慮したマネジメントをすることが大切です。

精神科医の斎藤環氏は、著書『思春期ポストモダン』（幻冬舎新書）で、「人の成熟は、社会の成熟に反比例する」と指摘しています。

日本の社会が未成熟だったころは「働かざる者食うべからず」で、小学生でも家の仕事を手伝うなど、何かしらの形で働くのは普通でした。食べるために、生きるために働くことで自然と人間的に成熟するチャンスがありました。**社会の未成熟が、人間の成熟を促した**というわけです。

一方、現在の日本社会は成熟しています。大学を卒業してもアルバイトで食べていくことができ、学生時代というモラトリアム（猶予期間）がそのまま延長されている感じです。これでは人間的な成熟は期待できません。

上司が部下のことを「未熟」だと感じたら、それを「個人の問題」として小さくとらえるのではなく、「個人と社会の関係の問題」として大きくとらえると、部下の見え方が変わってきます。

上司が部下の「成熟」に意識を向けると、どうしても「精神的に鍛えてやる」という発想になり、パワハラリスクを高めます。

部下の成熟度を上げることに意識を向けるのではなく、かつて中高年が集団の同調圧力に適応し組織を発展させてきたように、**部下がテレワークという働き方に「適応」できる**

ようにサポートすることを目標にするほうが合理的です。

「育てる」という発想を捨てることが、部下を育てることになるのです。

次の第二部では、テレワークの適応を阻害する要因を解説し、さらに第三部で、テレワークへの適応を促進するメンタルヘルスケアの仕組みを紹介します。

第二部

テレワークが抱える重大リスク

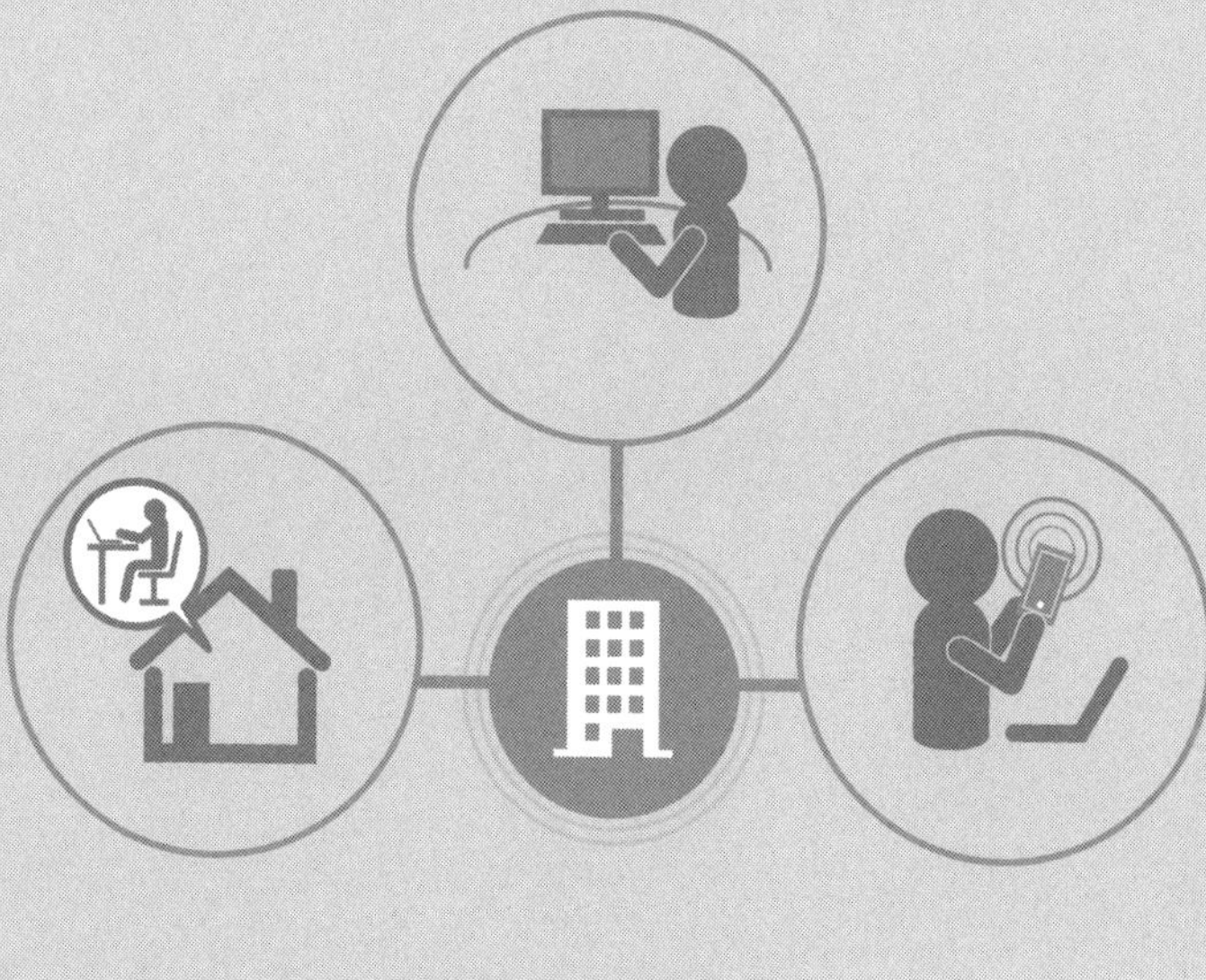

第二部では、コロナ以降に導入する企業が急速に増加したテレワークがはらんでいる「テレワークうつ」と「テレハラ」について考察します。

第三章では、テレワークという新しい働き方が心の健康に与える影響について解説していきます。とくに「適応障害」と比較しつつ、「うつ」という病気の発生メカニズムや、「うつ」を回避するにはどのようなことに注意を払えばよいのかなど、労務管理の職にある人たちに最低限知っておいて欲しいことを述べていきます。

第四章では、テレワーク時代だからこそ発生する可能性のあるハラスメントについて、テレハラの正体であるパワハラとセクハラを中心に、そのリスクと対処法を解説していきます。

また、テレワークに対応していないパワハラ指針を踏まえて、テレワークにおけるハラスメント防止の方法を提案します。

第三章

「テレワークうつ」が急増する！

▼▼▼「健康」とは何か

本章ではテレワークが長期間続くことによって、自律神経が乱れ抑うつ状態になる、いわゆる「テレワークうつ」が急増する可能性を踏まえて、「テレワークうつ」への対策について考えていきます。

「テレワークうつ」は健康に問題が生じている状態なので、その対策について述べる前に、まず「健康とは何か」、その定義を確認しておきたいと思います。

健康とは、単に「病気ではない」とか「弱っていない」ということではありません。W

ＨＯの定義では、「**（健康とは）肉体的、精神的、社会的にすべてが満たされた状態にあること**」としています。

肉体的、精神的、社会的にすべてが満たされた状態にあるとき、その人が健康であるとすれば、テレワークという働き方が肉体、精神、社会にどういう影響をもたらすのかを考える必要があります。

▼▼▼テレワークが健康に与える影響

まず、テレワークが肉体にどのような影響を与えるのか。コロナ以前なら、自宅から駅までの移動、駅構内の階段の昇降、駅から会社までの移動……、これだけでも運動になっていたはずです。

しかし、在宅型のテレワークには通勤がないので運動不足になりがちです。さらに、**外出しないと太陽の光を浴びないため、脳内の神経伝達物質の一つであるセロトニンの分泌が低下し、うつ状態になりやすくなります。**

次に精神に与える影響です。

テレワークだと必ずしも同じ時間に起きる必要がありません。たとえば会社に通勤しているときは、始業時間に間に合わせるために、何時に起床し、何分間で食事を摂って、何時何分の電車に乗るというように、ウィークデーの行動パターンが大体決まっていたと思います。

毎日同じ時間に起床するということは、就寝する時間もある程度は同じになっているはずです。

会社に通勤しているときは起床と就寝の時刻が安定しやすいのですが、テレワークの場合は必ずしもそうではありません。毎日定時にオンラインでの打ち合わせがあったとしても、今日はその時間ぎりぎりまで寝ていようとか、逆に早く目が覚めてしまうとか、テレワークには生活習慣を乱すリスクがあります。

生活習慣の乱れは、精神面と密接に関係しています。つまり、**テレワークによる生活習慣の乱れは、精神を不安定にしやすい**といえます。

では、社会的健康度はどうでしょうか。

テレワークは基本的に自宅で仕事をします。人とのつながりがまったくないわけではありませんが、やっぱり希薄になりがちです。

ウェブ会議はあるとしても、それはあくまでもデジタル画面をとおしてのコミュニケーションなので、必ずしもコミュニケーションの質がよいわけではありません。

どうしてもコミュニケーションの質と量が、出勤しているときより大きく低下してしまいます。会社にいれば気軽に声をかけてくれる人がいたり、自分から話しかけたりすることができますが、テレワークにはそういう機会がほとんどありません。つまり、**テレワークは孤立を招きやすい**といえます。

以上のように、**テレワーカーは肉体的、精神的、社会的な健康のいずれにおいても問題が生じやすい**のです。

肉体面の健康、精神面の健康、社会的な健康はそれぞれに関係しあっているので、どれか一つに問題が起きれば、ほかの部分にも問題が起きてきます。

心と体は一体なので、心に問題が起きると体にも問題が起き、体に問題が起きると心にも問題が起きます。心と体の健康が万全でなければ、人との付き合いが面倒になったり、雑になったりして、社会的な健康にも影響を与えます。

テレワークで健康を保つのは、必ずしも簡単なことではありません。経営者も人事管理部門の担当者もテレワーカー自身も、このことを強く認識して欲しいと思います。

▼▼▼「テレワークうつ」の予防は孤立を避けること

二〇二〇年五月二五日に新型コロナウイルス感染症拡大防止対策としての緊急事態宣言は解除されました。その後、不眠や不安、うつ症状を訴え、メンタルクリニックやカウンセリングルームを訪れる人が増えています。

私が担当している相談室にも同様の症状を訴え、来室する相談者が増えました。話を聞くと、**環境の大きな変化、テレワークによる生活習慣の乱れ、将来の不安などが重なって、自律神経のバランスを崩している**ようでした。

緊急事態宣言とともに導入が増えたテレワークですが、最初の一か月、二か月ぐらいは症状が軽く、何とか仕事ができていたものの、次第に不眠や不安といった症状が重症化し、このままでは病気になってしまうのではないかという不安が強くなり相談に来たというのがほぼ共通の流れでした。

私のところに相談に訪れた方には、丁寧に話をうかがい、心理教育、生活習慣の改善方法、受診勧奨など、その状態に応じて対応しましたが、多くはテレワークによって働く環境が変わり、生活が夜型になり、オンとオフの切り替えが難しい中、ストレス解消もできない状態が長く続いたので調子を崩していました。

「テレワークうつ」にならないためには、孤立しないことが大切です。一人でテレワークをしていると、どうしても自分の不安と対峙する時間が増えてしまいます。

人とつながっていることは、健康な精神的基盤をつくります。その人の内面にあるものをじっくりと聴いてあげる。**「テレワークうつ」を予防するためには、会社がこうした「心のケア」に注意を払うことが大切**です。

テレワーカー自身も、自分の内面にあるものを誰かに聞いてもらう機会を自らつくることを心がけておくとよいと思います。

混同されやすい適応障害とうつ病

人間がストレスを受けたとき、必ずしもその反応はすぐに心に現れるのではなく、多くの場合、まず身体症状として現れます。

前々項で「心と体は一体」と述べましたが、心の調子を整えようとするなら、体の調子を整えていくことが必要です。

しかし、心のほうから整えていくのはそう簡単ではありません。心の状態は目に見えないので、対処しにくいからです。

しかし、身体症状は把握しやすいので、**ストレス反応が身体症状として出てきたときには、それをストレス反応の初期症状としてとらえ、まず体調面を整えていくというのが有効**で、うつの予防にもつながっていくと思います。

うつ病と症状が似ている病気に適応障害があります。精神科の医師の中には、いわゆる職場でうつになった人の多くは、実はうつ病ではなく、適応障害ではないかと指摘する人

がいます

なぜこのような指摘をするのかというと、うつ病と適応障害の主な症状とは、抑うつ、不安、不眠など共通しているからです。

ならば、適応障害にならないように注意することは、うつ病予防の一つになります。

適応障害は一般的な社会生活ができなくなるストレス障害といわれていますが、適応障害と判定するには二つの要件があります。

一つは、適応障害は精神疾患なので、身体症状だけでなく、抑うつ気分や不安感といった精神的な症状が出ていること。もう一つは、人間関係や職場環境などに適応できていない状況があること。この二つが重なったときに、適応障害という診断が出る可能性があります。

適応障害になる原因は何かというと、ストレスです。たとえば、上司とそりが合わないことがストレスになっている。あるいは、新しい職場に馴染めず、それがストレスになっているといったように、適応できないものやストレスの原因が明確になっていると、適応障害のリスクが高まります。

適応障害の症状の現れ方には特徴があり、たとえば三か月以内にストレス状況に直面したとき、その期間内に精神症状や身体症状が出現するといわれています。つまり、ストレスを受けてから症状が出るまでの期間が短いという特徴があります。

また、適応障害はストレスが原因であるがゆえに、そのストレスそのものが取り除かれると、半年以内に症状が軽快するともいわれています。

一方、適応障害の症状と似たうつ病の場合はどうでしょうか。うつ病は症状だけでなく、背景にある原因として、つらい出来事による心因性、その人が持っている内因性、けがによる外因性の三つがあると考えられてきました。つまり、ストレス以外の問題も関係している可能性があるということです。

適応障害の原因はストレスであり、そのストレスを取り除けば快方に向かう可能性があるため対処がしやすいのですが、**うつ病は何が原因なのか明確にはわからない場合があるので、回復のためのアプローチが絞りにくい**といえます。

適応障害とうつ病にはこうした違いがあります。

▼▼▼適応障害に対する二つのアプローチ

適応障害と診断されると、症状に合わせて薬が処方されます。抑うつ症状が強い場合は抗うつ薬、不安が強い場合は抗不安薬、不眠であれば睡眠薬が処方されるという具合です。

これらの薬が処方されるのは適応障害を治す目的ではなく、適応障害によって生じている症状を楽にするためです。

適応できていない人間関係や環境から離れさせることによって、症状を軽快させていくことやストレス源になっている人間関係や環境に適応できるようにサポートをすることも大切です。

たとえば上司とうまくいってない、それが原因で適応障害になっているときに、本人が努力して上司と話し合うことなどとてもできません。

そういう場合は、本人と上司が話し合えるように誰かがサポートしてあげれば、症状の改善につながる可能性があります。

しかし、職場異動や仕事内容の変更など根本的な環境調整をしてもらい、そのストレス源から遠ざけてもらうほうが効果あるアプローチであることはいうまでもありません。**社員に適応障害の診断が出た場合、会社としてはストレス源になっている人間関係や職場など、環境調整やサポートをして欲しい**と思います。

適応障害の段階で対策し、うつ病を防ぐ

適応障害と診断された人が、同じ環境の中にい続けると、本人にとってつらい環境はそのままなので、どんどん症状が悪化することがあります。

会社が適応障害の時点で環境調整かサポートか、何か対策を施しておけば回復したかもしれないのに、会社が放置したことによってうつ病を合併させてしまうことがあります。うつ病になると、症状も重くなり、治療のために休職をしなければならないケースも出てきます。

うつ病の症状自体が重くなると、当然、休職期間も長くなります。これは、本人にとっても会社にとっても好ましい状態ではありません。

最近はうつ病に対して理解が深まっているので、うつ病と診断された社員に対しては、会社もそれなりの対応をするようになりました。メンタルヘルス三次予防（職場復帰支援・再発防止）の取り組みです。

うつ病と同様、日本の会社には適応障害についての認識をさらに深めてもらい、適応できていないという段階で対策を施し、それ以上の悪化を防ぐように対応してもらいたいと思います。

▼▼▼テレワークに適応できない人が増える？

テレワーカーに適応障害が増えているという声はまだ明確に上がっているわけではありませんが、おそらく**テレワークという働き方に適応できない人は必ず出てくる**はずです。

そうすると、テレワークという働き方に適応できない人は出勤させるのか、あるいはテレワークという働き方に適応するために上司や同僚などが何らかのサポートをするなど、こうした対策をいまから考えておいたほうがよいと思います。

新型コロナウイルスの感染予防策としてテレワーク導入企業は短期間に倍増しました。企業は家賃や通勤手当などが軽減可能というテレワークのメリットを見出したことで、今後の業務をテレワークを中心にシフトする企業が少なからず出てくると想像できます。それが極端に「全社員テレワーク」となると、自分はテレワークに向いてないと思った人の中には「出勤できる会社で働きたい」ということで、テレワーク導入が新たな転職理由になる人が出てくる可能性さえあります。

企業は、テレワークは通勤の必要がなく自由度も高いので、多くの従業員が受け入れてくれるものととらえているかもしれませんが、**従業員全員がテレワークに適応できるわけではないと認識しておくべき**でしょう。自由な働き方に適応できない人もいるのです。テレワークが原因で適応障害を起こし、それが悪化してうつ病になる……。今後こうした可能性が高まりかねないことを、ぜひ経営者や人事管理部門の方は強く認識しておいて欲しいと思います。

▼▼▼精神的に弱いからうつ病になるのではない

ストレス反応の初期症状が身体に現れやすいのは前述したとおりです。であるなら、身体症状が出てきたと自覚したときに、きちんと「セルフケア」をすれば、自分で改善することが可能です。

その具体的な方法については後述しますが、「テレワークうつ」という新語が生まれたように、テレワークによってうつ病のような症状が出る人が増えています。

ここではうつ病のメカニズムを確認していきたいと思います。

よく「精神的に弱いからうつになる」などと言う人がいますが、うつ病になってしまうのは精神的な強さや弱さとは関係ありません。

うつ病とは、脳が機能障害を起こしている状態のことです。脳内では神経細胞間のわずかな隙間に、セロトニンやノルアドレナリンと呼ばれる脳内神経伝達物質が出ており、健康な人はこのセロトニンやノルアドレナリンが正常に分泌されています。

セロトニンは気持ちを落ち着かせる脳内神経伝達物質で、ノルアドレナリンは意欲や不安、怒りや恐怖に関係する脳内神経伝達物質です。

日常生活における慢性的ストレスや何らかの過度なストレス、生活習慣の乱れなどによって、セロトニンとノルアドレナリンの分泌が低下し、精神的・身体的症状が現れ、その症状が持続するのが「うつ病」と考えられています。

したがって、精神的に弱いからうつになる、精神的に強ければうつにならないというのはまったく根拠がないのです。

参考までに次ページにアメリカの精神医学会が出している、うつ病の診断基準を紹介しておきます。

これによるうつ病の判断方法は、うつ病の患者に出てきやすい九つの症状のうち、まず五つ以上当てはまること。次に、当てはまった五つの症状のうち、①と②のいずれかが必ず含まれていること。つまり、①と②はうつ病の中核症状です。そして三つ目が、最近二週間ほとんど毎日その症状が続いていること。この三条件がそろったら、うつ病の可能性があるというものです。

うつ病の診断方法(DSM-5)

3つの条件を満たすと
うつ病の可能性がある

1 下記9項目中、5つ以上該当する
2 該当する中に、①②のいずれかが含まれる
3 最近2週間ほとんど毎日その状態が続く

①1日中ひどく憂うつな気分が続く
②1日中何にも興味がわかず、喜びを感じない
③食欲の減退、または増加（著しい体重の増減）
④不眠または過眠
⑤落ち着きがなくてしかたがない、
または、動作が鈍くなる
⑥ひどく疲れやすい、または気力がわかない
⑦自分が無価値だと感じる、
またはひどい罪悪感にさいなまれる
⑧考えがまとまらず、集中力が落ちた状態が続く
⑨死について繰り返し考える、
または自殺を繰り返し考える

言うまでもなく、精神科医がこれを見ながら診断しているわけではなく、医師の見立てから診断しているわけですが、うつ病の人によく出やすい症状がわかるので、うつ病を理解するための一つの参考資料としてください。

▼▼▼経済状況が悪化すると自殺者が増える

自殺者の中にうつ病の人が占める割合が高く、自殺した人の九割以上は精神疾患を発症していたといわれています。

「テレワークうつ」という言葉が生まれたことでもわかるように、新型コロナウイルスの影響でテレワーカーが増え、働く環境の激変が原因でうつ病と同じような症状が現れる人が増えたのなら、これはいささかならず心配なことです。

九三ページのグラフは警察庁が発表している一九九七年から二〇一九年までの自殺者の推移を示したものですが、突然に一九九八年に自殺者が三万人を超え、以後一四年連続で年間自殺者は三万人を超えていました。

なぜ突然、一九九八年に自殺者が三万人を超えたのでしょうか。実はその前年の一九九七年に、山一證券が破綻しました。北海道拓殖銀行もこの年に破綻し、誰もがつぶれるはずなどないと思っていた金融機関が破綻してしまうという大きなショックを日本中が経験した年でした。

消費税が三%から五%に引き上げられたのも一九九七年で、デフレ経済への突入、成果主義の導入が加速したのもこの年でした。

自殺者が連続で年間三万人を超えた一四年間でピークを迎えたのは二〇〇三年でした。この年の年間自殺者は三万四四二七人。この年は、りそな銀行に公的資金が注入されました。メガバンクのりそな銀行が公的な援助を受けなければ破綻してしまうということも、山一證券の破綻に劣らずショックなことでした。

メガバンクの経営が破綻寸前まで悪化するほど景気後退が続いており、企業が倒産し、失業者があふれたことが自殺者増を招いたと推測できます。

自殺者が三万人を切ったのは二〇一二年。これは、ようやく景気が上向いてきたことや、二〇〇六年に自殺対策基本法が施行され、自殺を防止するための社会的な体制が整ってきたことが影響していると考えられます。具体的には、地域や職場の中に専門の相談員が増え、相談室を設ける企業が増えました。

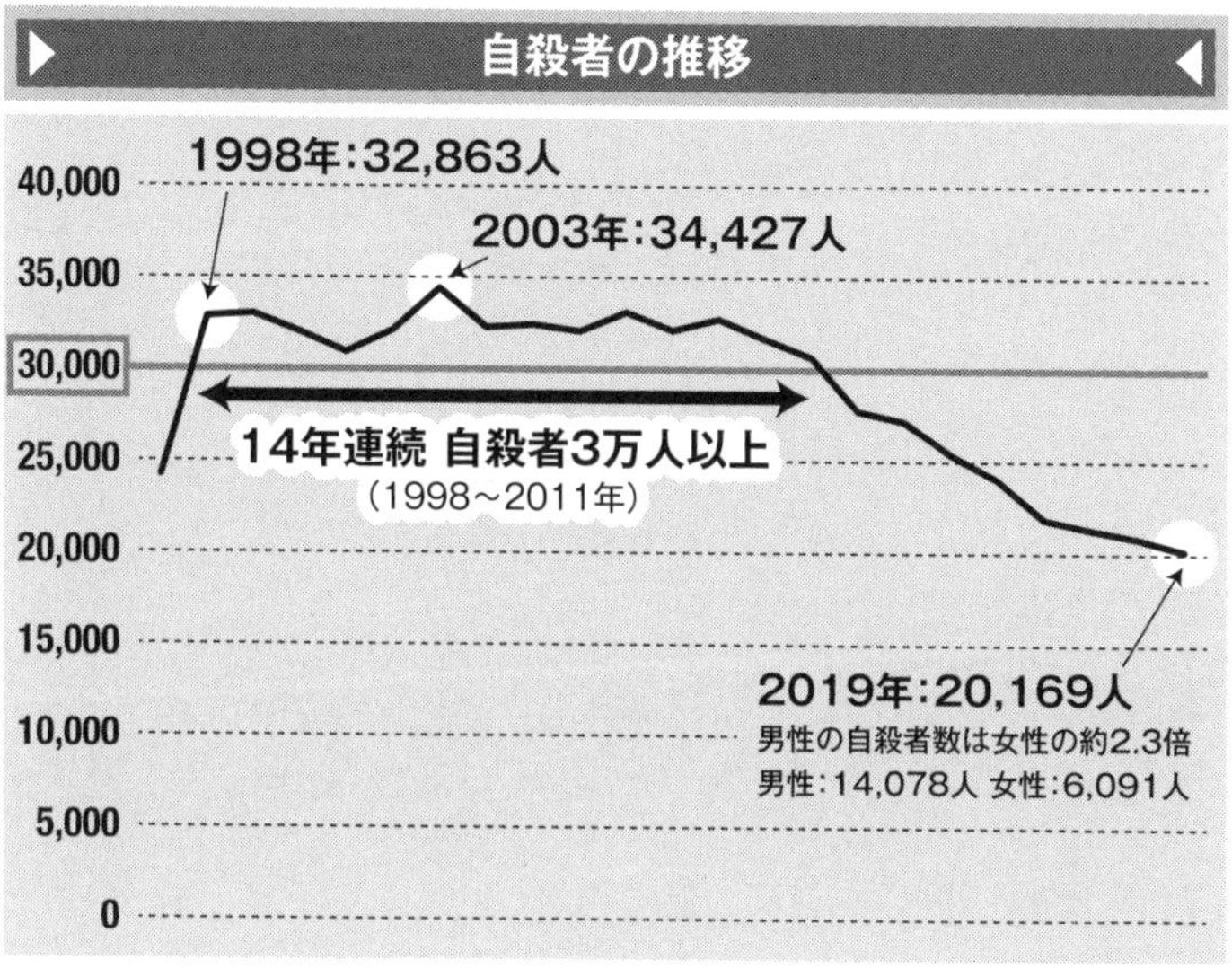

心のケアは以前からあったものの、ようやく社会的に孤立していた人の相談にのれる体制が整いだしたということです。

たとえば、借金苦で悩んでいる人なら、相談で過払い金になっていることがわかれば、自殺を選択しなくてすむというように、崖っぷちの人を救えるだけの社会的システムが整ってきたのです。

コロナ後、アメリカはレイオフによって一時解雇が爆発的に増えていますが、日本はアメリカのような状態にはなっていません。それは、手厚いとはいえないまでも、休業補償などによって、企業にぎりぎり雇用を維持させているからです。

しかし、経済状況の悪化と自殺者の増加が連動していることは、いま述べたとおりです。新型コロナウイルスによってさらに景気が後退すれば、解雇に踏み切る企業が激増し、失職を理由にする自殺者が再び増加する可能性は否定できません。

▼▼▼テクノロジーの進化は新しい病気とハラスメントを生む

テレワークはテクノロジーの進化によって可能になった働き方です。ここでテクノロジーの進化が私たちに与える影響について考えておきたいと思います。

テクノロジーの進化で私たちに最も身近になったツールの代表は、手のひらサイズのパソコンといってもよいスマートホンでしょう。一人一台、中には会社貸与のスマホと個人用の二台持ち、あるいは個人で二台、三台という人もいます。

テクノロジーが進化しデバイスの種類が増え、それが私たちの生活に欠くことのできないツールになると、これまでにはなかった新しい病気やハラスメントが生まれてきます。

急速かつ身近なツールになったスマホはその代表です。

これは働き方においても同様で、コロナ以降に急速に広まったテレワークによって、すでに「テレワークうつ」「テレハラ」などという新語が一般化しています。

スマホは自分の意志でコントロール可能なツールですが、スマホを見ていないと落ち着かない「スマホ依存症」が社会問題になっています。

スマホ依存症から、「スマホうつ」になる人もいて、本来自分でコントロール可能なツールであるにもかかわらず、依存症であるがゆえに、自分の意志で使用を制限することが難しく、心身に悪影響を及ぼしています。

LINEやFacebookなどのSNSの中で起きるハラスメントを「ソーハラ（ソーシャルメディアハラスメント）」と呼んでいますが、これはスマホの普及とともに生じた問題です。

アルコール依存症の治療なら完全断酒が基本ですが、スマホを使わないと仕事ができない、生活に支障が生じるなど、スマホ依存症の場合は完全使用禁止にするのは困難です。

となれば、スマホといかに上手に付き合うか、その方法を考えることが、スマホ依存症の実際的な対処の仕方です。

スマホと上手に付き合えるようになると、ソーハラにも対処できるようになります。

前述した「テレワークうつ」も、仕事における人間関係が原因の一つですが、業務負荷といった生活以外のストレスも絡んでくるので、自分でコントロールするのが難しい部分があります。

ソーハラもネットをとおした人間関係に起因する問題ですが、スマホは依存が強くなければ自分でコントロールできるという点がテレワークうつとは異なります。

人間関係も大切ですが、**まず「自分でコントロールしやすい生活習慣」を充実させる**ことです。なお、テレワークにおけるハラスメント、いわゆる「テレハラ」については、次章で詳しく解説します。

テレワークうつにならないようにコミュニケーションをとることは重要ですが、コミュニケーションをとるには、必ず「相手」が必要です。しかし、生活習慣は自分の力でコントロールし、作り上げることができます。

テレワークは生活習慣が乱れやすい働き方です。だからこそ、**テレワーカーには決まった時間に起床し、決まった時間にバランスのよい食事をし、始業時間には机に向かうというように、規則正しい生活を心がけることが必要**なのです。

何時に何をやるという規則正しい生活を習慣化することが大事なポイントで、規則正しい生活は免疫力を上げることにもつながります。

▼▼▼テレワーク中の生活習慣づくりは睡眠を軸に

睡眠をよくするためには十分な栄養を摂り、適度に体を動かすことが大事です。

テレワークは通勤の必要がない働き方なので、どうしても運動不足になりがちです。運動不足や睡眠不足になると、抑うつや不安という症状が出やすくなります。

しかし、適度に運動をしていればそうした症状の発生を抑えることができます。快楽系ホルモンと呼ばれる「ドーパミン」「セロトニン」といった脳内神経伝達物質の分泌が促されるからです。

また、運動による適度な疲労は良質の睡眠を促します。睡眠の状態がよくなると脳の覚醒度も高まり、日中の活動量が増えます。活動量が増えると、しっかり食事を摂るようにもなるという好循環を生みます。

こうしたことを考えると、**テレワーク中の生活習慣づくりは「睡眠を軸」にする**ことをおすすめします。

就寝時間と起床時間は自分でコントロール可能で、睡眠を規則的にすると体調が整い、体の調子が整うと心の調子も整うからです。

テレワークは自宅が仕事場になったというだけで、仕事をするということに関しては会社に出勤しているのと同じです。

会社に出勤しているのと同じなら、しっかり仕事ができる健康状態を保つのは当然のことであり、同じ時間に起きて、同じ時間に就寝するというのも当たり前のことです。

就寝時間と起床時間を守ると、体内時計が整います。体内時計が整うと、同じ時間に眠くなり、同じ時間に目覚めやすくなります。

テレワークを始めてから調子が悪くなった人は、**テレワークという働き方が調子を悪くしているのではなく、人の目を気にしなくてすむテレワークという働き方に甘えて、生活習慣を乱してしまっていることが原因**と考えられます。

その甘えを排除するために、朝礼をウェブ会議で実施したり、業務終了時に上司への報告を義務づけるなどの工夫が必要でしょう。

逆に、甘えが出てしまうことを自覚しているテレワーカーは、自分から上司に通常の始業時間にメールを送信することを申し出るのもよいと思います。

上司と約束をすれば、その時間には起床していなければなりません。それがテレワーク中の生活習慣に組み込まれれば、生活の質の向上につながると思います。

テレワーク（在宅勤務型）中の自宅は「職場」です。ならば、職場として相応しい環境を整える必要があります。

自宅を仕事に相応しい環境に整えるといっても、これはネット環境や照明、事務用備品などコストが発生する場合があるので、会社として一定の費用を認める必要が生じるかもしれません。

しかし、職場としての環境が整えば生産性も確保できるので、会社は一定費用の負担を前向きに考えるべきでしょう。

テレワーク中の自宅に職場環境を整える際には、通常の作業場の事務所衛生基準規則、労働安全衛生規則及び「情報機器作業における労働衛生管理のためのガイドライン」の衛生基準と同等の作業環境となるよう、テレワークを行う労働者に助言、サポート等を行うことが望ましいとされています。

本書を執筆する際に「情報機器作業における労働衛生管理のためのガイドライン」に目を通しましたが、そのポイントを次ページにまとめておきましたので、参考にしてください。

自宅の作業環境を整える

種別	ポイント
作業時間	・連続作業時間が１時間を超えない ・次の連続作業との間に10～15分の休止時間を取る ・一連続作業時間内において１～２回程度の小休止を設けること
照明	・机上の場合、精密作業は300ルクス以上、普通作業は150ルクス以上
窓	・窓または換気が十分に行なわれる性能がある設備を設ける
室温・湿度	・室温17～28℃、相対湿度は40～70%になるよう努める
PC	・ディスプレイは照度500ルクス以下で輝度やコントラストが容易に調整できる ・ディスプレイと書類、キーボード、周辺の明るさの差はなるべく小さくする ・操作しやすいマウスを使う ・ディスプレイとおおむね40cm以上の視距離を確保する ・ノート型PCは、作業内容に応じて、外付けディスプレイやキーボードを使用できる
机	・作業に必要なデスクの広さ ・脚が窮屈に感じない空間 ・体型に合った高さがある
椅子	・安定していて移動しやすい ・傾きを調整できる背もたれがある ・高さ調整できて肘掛けがある

出典：厚生労働省
『情報機器作業における労働衛生管理のためのガイドライン』2019年

第四章 「テレハラ」が危ない！

▼▼▼テレハラは既存のハラスメントとして顕在化する

第三章で述べたように、コロナ後にテレワークを導入した企業が倍増して日も浅いうちに、「テレハラ」という新語が誕生しました。テレハラの「テレ」はテレワークの意味で、他者への嫌がらせを意味するハラスメントを組み合わせた造語です。

日が浅いだけにテレハラはまだ明確に定義されてはいませんが、一般的なとらえ方としては、テレワーク中に私的なことに対する不適切な発言、「君の家の通信環境がよくないので効率が悪い」といった否定的な言動、過度な監視、報告や連絡の強要など、**テレワー**

カーの就業環境や生活環境を害する言動を「テレハラ」といってよいでしょう。

政府の新型コロナウイルス感染予防対策としての自粛要請にしたがって、急遽テレワークを導入した企業はテレハラリスクが高いと考えられます。

なぜかというと、緊急避難的なテレワーク導入だったので、テレワーク導入の目的が明確になっておらず、必要な準備ができていない可能性が高いからです。**職場に未解決問題があるとハラスメントは起こりやすくなる**のです。

テレハラを未然に防ぐには、次の三つを行う必要があると考えます。

一つ目は、**テレワーク導入の目的を明確にし、就業規則をベースとしたルールをつくる**ことです。

実施範囲の検討、ＩＣＴ環境の整備とセキュリティー対策等、一連の流れの点検と改善を行う必要があります。

二つ目は、**マネジメント、コミュニケーションの変化に適応できない人への教育**です。

テレワークの目的、ルールを十分理解し、上司の言葉で直接部下に方針やルールを伝えることが重要で、そのうえでテレワークに合った適切なマネジメント、良好なコミュニケーションの形成を目指します。

性善説で「自宅でもしっかり仕事をしてくれるはずだ」という上司は部下を放置します。これではマネジメントが機能しません。

一方、性悪説で「自宅でさぼっているに違いない」という上司は部下を監視します。部下への監視を強めることは心理的な負担を強めるので、ストレスの観点からは望ましいことではありません。

三つ目は、**テレワークにおけるコミュニケーションでは、周囲からの監視の目がないので、セクハラ、パワハラリスクが高くなることを認識し、ハラスメントをしない意識の形成を心がけておく**ことが大切です。

▼▼▼アルハラは、セクハラやパワハラとして顕在化する

テレワーク中は自宅にいるので、いわゆる「家飲み」が増えました。中には飲酒をしながら机に向かうというケースもあるようです。

もし上司が飲酒をして、その勢いで部下に対して配慮を欠いた言動をすれば、立派な

「アルハラ（アルコールハラスメント）」です。

飲酒を伴う席で上司からセクハラやパワハラを受けても、「上司からアルハラを受けました」という人はほとんどいません。「セクハラを受けました」「パワハラを受けました」と表現されて顕在化します。

アルハラに関しては、上司が体質的にアルコールを受け付けない部下に対して執拗に飲酒を強要し、裁判になったことがあります。

裁判では、職務権限というパワーを持っている上司が飲酒強要という不当行為を行い、それが部下の精神的・身体的ダメージになったので、パワハラを構成する要件を満たしていると判断され、会社が使用者責任を問われ、飲酒を強要した上司も責任をとる形で決着しました。

飲酒が関わるハラスメントにもかかわらず、この場合も「アルハラ」ではなく、「パワハラ」として認められました。

結局、アルハラやテレハラのように、法的な定義や規制がないハラスメントは、**セクハラやパワハラとして表現され、顕在化してくる**というわけです。

テレハラの労災リスク

テレハラを原因とするうつ病や適応障害等の発症は、労災の対象となる可能性がありま
す。そこで精神障害の労災請求と決定件数を確認しておきましょう。

次ページの「精神障害の労災請求と決定件数等の推移」を見ると、それぞれ増加傾向にあることがわかります。

二〇一九年に労働基準監督署に提出された労災請求件数は二〇六〇件、労働基準監督署が支給か不支給かを決定した件数は一五八六件。そのうち支給と決定された件数は五〇九件あります。

一方、労働基準監督署がどのような出来事に対して労災を認めたのか、その内訳を見ると、「(ひどい)嫌がらせ、いじめ、または暴行を受けた」、つまりパワハラがトップで、「セクシュアルハラスメントを受けた」は四位です。

パワハラは前年もトップで、セクハラは前年が六位だったのが四位にランクアップし、

精神障害の労災請求と決定件数等の推移

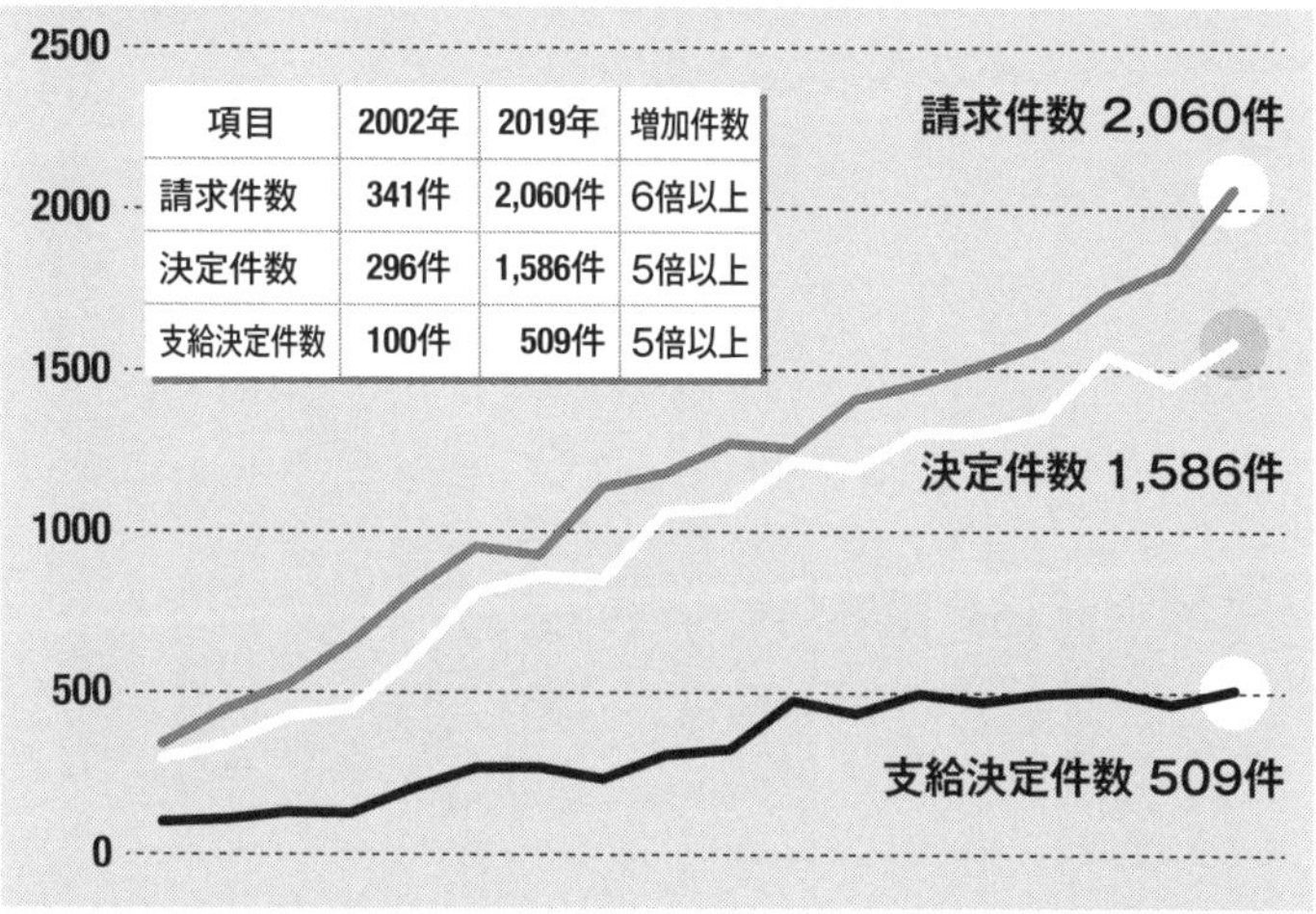

項目	2002年	2019年	増加件数
請求件数	341件	2,060件	6倍以上
決定件数	296件	1,586件	5倍以上
支給決定件数	100件	509件	5倍以上

2019年 出来事別の支給決定件数（509件中の上位10位）

順位	出来事	件数	増減	前年
1	**（ひどい）嫌がらせ、いじめ、又は暴行を受けた**	79	↑	69
2	仕事内容・仕事量の（大きな）変化を生じさせる出来事があった	68	↓	69
3	悲惨な事故や災害の体験、目撃をした	55	↓	56
4	**セクシュアルハラスメントを受けた**	42	↑	33
	２週間以上にわたって連続勤務を行った	42	↑	25
6	１か月に80時間以上の時間外労働を行った	32	↓	45
7	（重度の）病気やケガをした	28	↓	36
8	上司とのトラブルがあった	21	↑	18
9	配置転換があった	13	↑	8
10	会社の経営に影響するなどの重大な仕事のミスをした	7	↑	4

※上記順位には、「特別な出来事（63件）」は含めていません。
出典：厚生労働省「脳・心臓疾患と精神障害の労災補償状況」2019年

セクハラ・パワハラの支給決定件数の推移

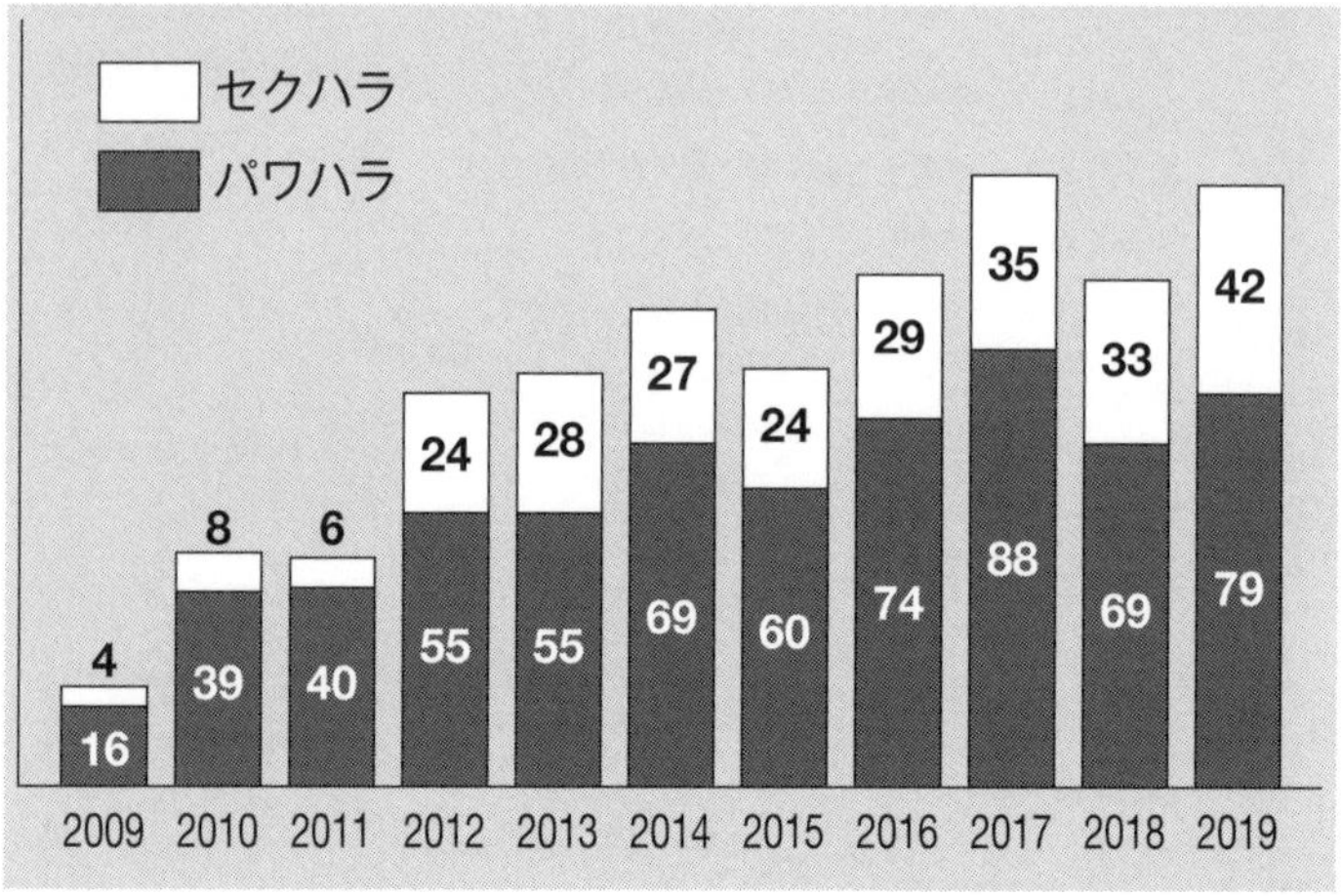

それぞれ前年より一〇件近く増加しています。

今後、テレワークうつになってしまったテレワーカーたちの中から、「自分がこうなった原因はテレワーク中に受けたハラスメントが原因」とし、労災請求をする人がさらに増加するだろうと予測できます。

これはセクハラとパワハラの支給決定件数をセットにした棒グラフを見ても明らかで、二〇〇九年には二〇件だったのが、二〇一九年には一二一件になり、一一年間で実に六倍以上に増えました。

パワハラ防止法が施行され、社員は「自分がパワハラを受けているのかどう

か」をより意識するようになるでしょう。さらに、テレワークが普及していることで「テレハラ」の意識も高まると予想できるので、会社にとってはさらにハラスメントに注意を払う時代になりました。

▼▼▼セクハラを構成する要素

すでにセクハラ、パワハラについてよくご存じの読者がいるかもしれませんが、テレワークで発生リスクが高まることを踏まえ、いま一度確認しておきましょう。

まずセクハラですが、「セクシュアルハラスメントとは、相手の意に反する性的な言動」と一般的に定義されています。

「相手の意に反する」というのは、被害者側が不快だと感じた主観、あるいは感情、感覚のことです。「性的な言動」とは、行為者が被害者に対して行った性的なアクションのことで、この二つが結びついたときにセクハラが成立します。

では、この二つが結びつく要素は何かというと、行為者と被害者の関係性です。お互いの関係性が悪いと、そもそも相手に対して何らかの意に反している部分があります。その中で性的な言動をするわけなので、「セクシュアルハラスメント」となるわけです。

気をつけなければならないのは、**「相手が意に反していなければ性的な言動をしてもよい」と考えるのは拡大解釈以外の何物でもない**ということです。現在では、性的な言動そのものがアウトというのが常識です。

また、たとえ相手が意に反するリアクションをしなかったとしても、受け入れているとは限りません。また、それを見ていた第三者が「不快」と感じれば、セクハラになる可能性があります。

テレワークでは接触型のセクハラは不可能ですが、言葉によるセクハラは第三者の目がない分、発生しやすくなる可能性があります。

テレワークという物理的に離れたことによって減るセクハラがある一方、テレワークだから増える可能性のあるセクハラがあります。これについては次項で解説します。

▼▼▼テレワーク中の不用意な言動がセクハラを生む

テレワークではウェブ会議などで、自室の背景がモニターに映り込んでしまうケースがあります。

ウェブ会議になれていない人、女性社員とのコミュニケーションが苦手な人は何を話してよいかわからず、何の悪気もなく「後ろに下着のようなものが映っているけど、隠しといたほうがいいよ」などと言ってしまったりします。

テレワーク中の自室は「職場」と同じとはいっても、プライベートな空間です。そこに映り込んでいるものを指摘し、それが性的なことであれば、セクハラが成立しまう可能性があります。

背後に映り込んでいるモノを話題にするだけではなく、「会社に出勤するときとはメイクが違うね」「いま彼氏は来ていないよね」、こんな発言にも注意が必要です。

また、セクハラは女性から男性、同性同士も対象になっているので、気をつけるのは男性ばかりではありません。

テレワーク中の一対一のウェブ会議だと、その時に起きたセクハラを見ている人はいません。いくら自分が不快に思ったとしても、それを指摘しなければ相手は気づかないし、第三者も見ていない。明確に拒否の態度を示さなければ、相手は「受け入れた」と判断し、エスカレートしていくとも限りません。

テレワークをするようになると、**テレワーク自体がまだ新しい働き方なので、いままではなかったセクハラやパワハラが増え、予期せぬ状況が生まれる可能性がある**ことを想定しておくのが賢明です。

▼▼▼発言型セクハラが極めて危険

不注意な言動で加害者になってしまう可能性があるのがセクハラの特徴で、テレワーク中はそれがさらに高まる恐れがあります。

加害者にならないように注意することが必要ですが、被害者にならないように、セクハラへの意識を高め、セクハラと結びつきやすい行動を控えることも大事だと思います。

雇用形態別セクハラ経験率

全体：28.7％（正規 34.7％・非正規 63.3％） n＝14,279名

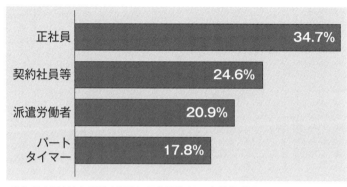

出典：独立行政法人 労働政策研究・研修機構 2016年「妊娠等を理由とする不利益取り扱い及びセクシュアルハラスメントに関する実態調査」結果

上のグラフは、二五歳から四四歳の女性を対象に行った、セクシュアルハラスメントを経験したことがあるかどうかを訪ねたアンケート調査の結果です。

職場でセクハラを受けたことがある女性は全体で二八・七％。多くの男性は「いまの時代、職場にセクハラをする人などいない」と思っているでしょうが、実際には二八・七％もの女性がセクハラを受けたと回答しています。

セクハラを受けたことがあるという女性を勤務形態別に見ると、正規社員が三四・七％に対して、非正規の女性たちが六三・三％。この数字から読み取れるのは、雇用形態という部分で、**セクハラ行**

為者は無意識に立場の弱い人を狙っているということです。

たとえば、女性上司にセクハラをするでしょうか。自分よりパワーのある人にセクハラはしないでしょう。

しかし、非正規の女性は短期間で会社を移っていくので文句を言われる危険性が低い、正社員より弱い立場なので大丈夫じゃないか……、そんな「甘え」がセクハラ行為者にはあり、無意識に非正規の女性たちをターゲットにしているのだと考えることができます。

では、具体的にどのようなセクハラを受けたのかというと、「容姿や年齢、身体的特徴について話題にされた」が五三・九％でトップ。以下「不必要に身体にさわられた」が続き、環境型セクハラの発言型と身体接触型が上位を占めています。

しかし、テレワークでは身体接触型のセクハラは不可能です。となると、**テレワーク中はもともと多かった発言型セクハラリスクが高い**ということになります。

テレワーク中の会議はウェブで画面をとおして行うので、発言型セクハラ、視覚型セク

セクシュアルハラスメントの態様

1位 容姿や年齢、身体的特徴について話題にされた **53.9%** n=4,105名

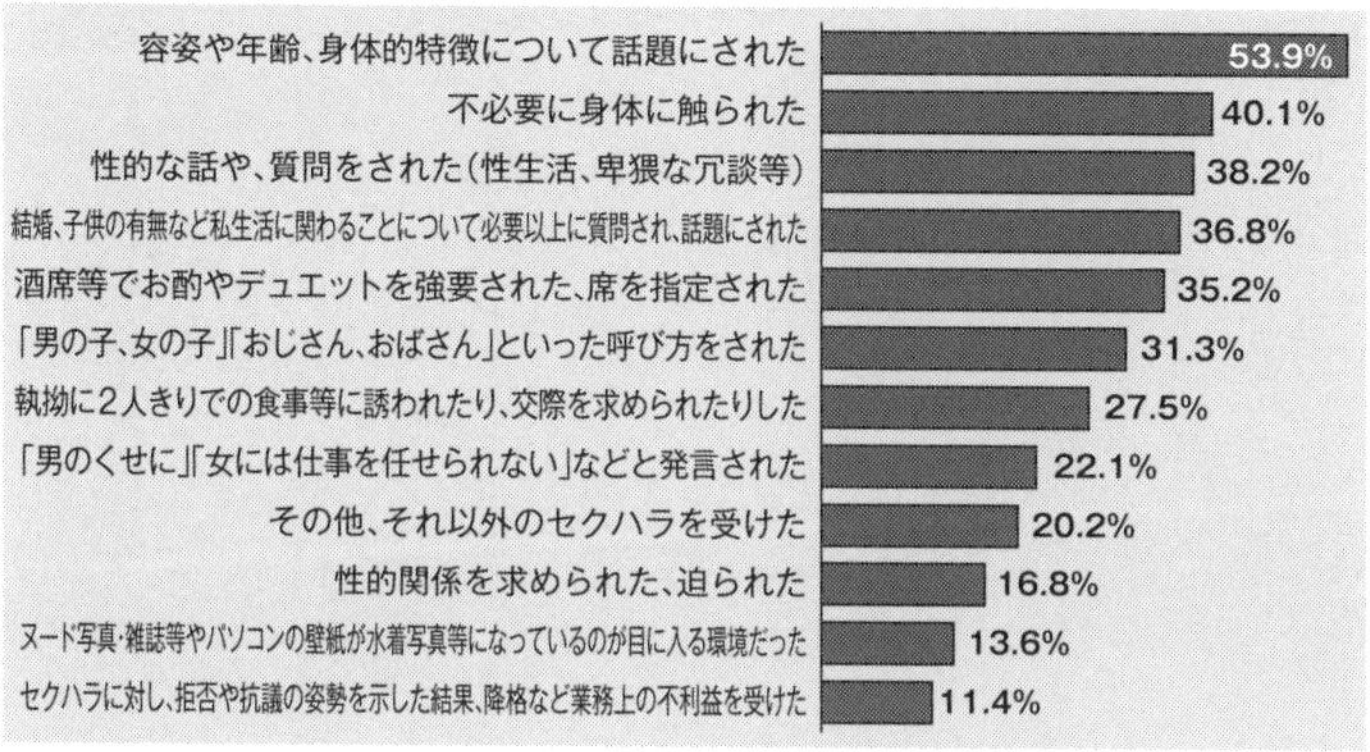

出典：独立行政法人 労働政策研究・研修機構 2016年「妊娠等を理由とする不利益取り扱い及びセクシュアルハラスメントに関する実態調査」結果

ハラ、特にこの二つに注意を払う必要が出てきます。

この二つの中でも発言型セクハラは、言い方や内容でセクハラになるのかどうかグレーな部分があります。

相手の容姿に関わること、相手の年齢、身体的特徴に関わる発言は「性的なもの」であり、相手が不快に感じる可能性があります。相手が不快だと感じればセクハラになります。

無意識のうちにセクハラ行為の加害者にならないように、常に「性的なもの」を広くとらえるよう、テレワーカーに注意を喚起しておく必要があります。

▼▼▼セクハラ対策としてウェブ会議を録画する

セクハラ行為を受けた人たちは、その時にどのような対応をしたでしょうか。これも次ページのアンケート調査の結果で確認しておきましょう。

これは驚く結果ですが、「がまんした、特に何もしなかった」が六三・四％でダントツのトップです。以下は、会社の同僚や上司をはじめ、誰かに「相談した」がほとんどです。

つまり、セクハラ被害を受けても、自分からはアクションは起こさず、その一方でセクハラを解決するための手段として「相談」を選択しています。

なぜ、被害者自身が「やめてください」と加害者本人に言わないのかというと、相手のプライドを考慮したり、拒絶することで自分に不利益が生じることを恐れているからです。

本来、性的なことは業務との関連性はありません。しかし、自分よりパワーを持っている人に対してマイナスのアクションをとると、自分に不利益なリアクションが返ってくる

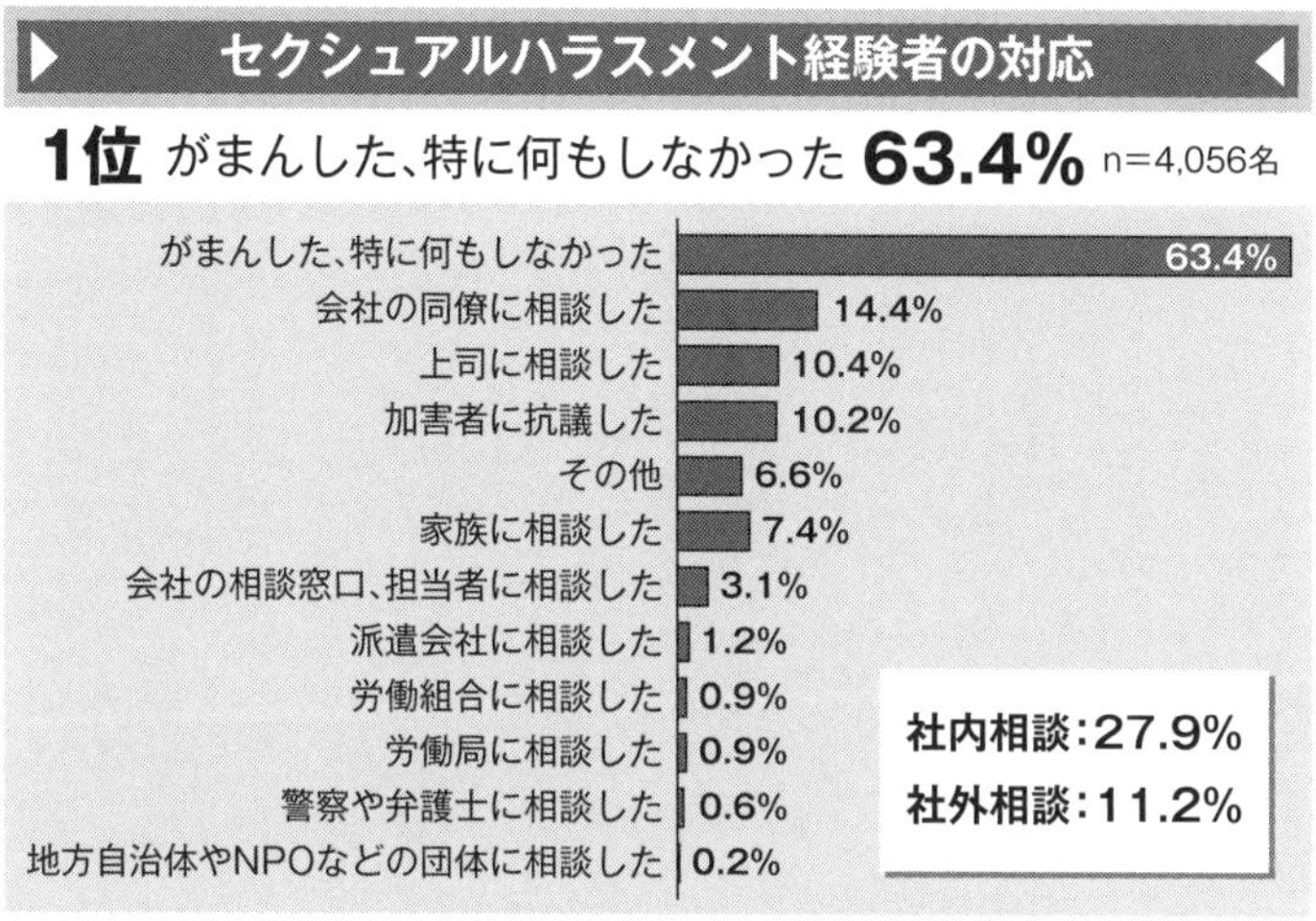

出典：独立行政法人 労働政策研究・研修機構 2016年「妊娠等を理由とする不利益取り扱い及びセクシュアルハラスメントに関する実態調査」結果

のではないかという恐れを抱くのでしょう。

セクハラは密室の中で行われるケースが多く、被害者も我慢してしまうので顕在化しにくい面があります。

この**顕在化しにくいセクハラがテレワーク中に起きると、さらに深刻化する**可能性があります。

しかしテレワーク中なら、ウェブ会議を映像として記録することができるでしょうし、一対一のリアルな打ち合わせでもスマホの録音機能を使って記録を残すことは可能です。**セクハラの加害者になること、また被害者になってしまったときに備えて、記録を残しておくとよい**でしょう。

また会社がテレワーク中の会議、打ち合わせを映像や音声で記録することを促せば、セクハラの抑止に効果があり、テレワーカーの安心にもつながります。

▼▼▼テレワークでもパワハラは起きる

テレワークではパワハラも起きやすくなるので、ポイントを押さえておきましょう。

次ページのデータを見てわかるとおり、総合労働相談コーナーに寄せられた民事上の個別労働紛争相談件数は増加傾向にあり、二〇一九年には二七万九二一〇件の相談がありました。そのうち「いじめ・嫌がらせ」が八万七五七〇件でトップでした。この「いじめ・嫌がらせ」というのが、いわゆるパワハラです。

パワハラの相談は年々増えており、二〇一二年にはじめて五万件を超え、その後八年連続でトップ。このペースで増え続けると、二〇二五年ごろには一〇万件を超える勢いで、「労働問題＝パワハラ」といってもよい状況です。

労働相談のトップはパワハラですが、それに続いて二番目に多いのは、自己都合退職

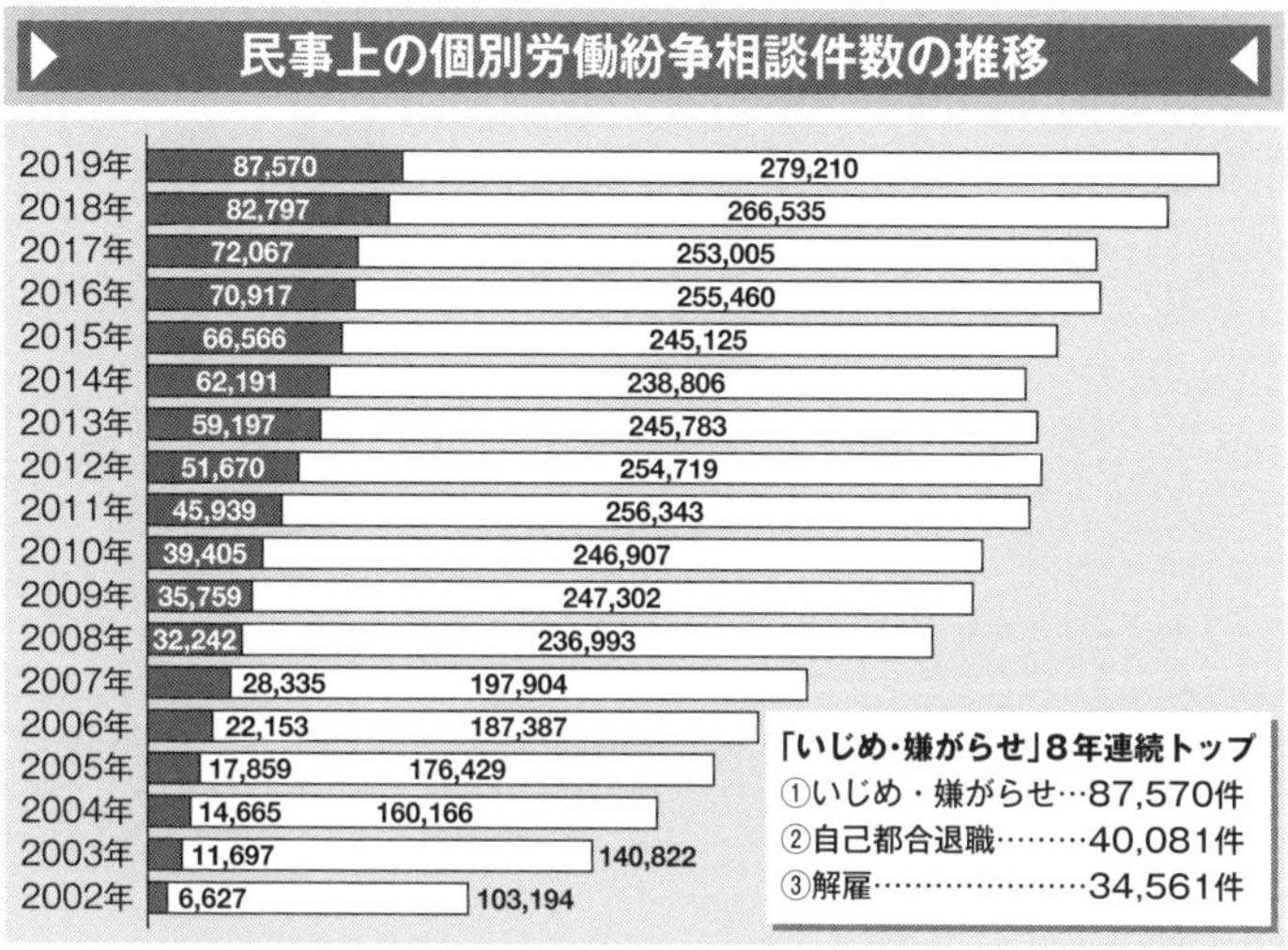

出典：厚生労働省『個別労働紛争解決制度の施行状況』2020年

で、その数は四万件。三番目は解雇で、三万四〇〇〇件。こう続いています。

以前の労働相談のトップ3は「解雇」「労働条件の引き下げ」「退職勧奨」でしたが、パワハラがそれに取って代わったほど、パワハラ相談が急速に増えてきているのです。

なぜこのような変化が起きたのかというと、企業側がコンプライアンスを遵守するようになり、日本の職場に多かった不当行為が減少したからです。

しかし、かつての労働相談のトップ3の相談件数が減少すれば、労働相談の総件数は減少するはずなのに、むしろ増加していいます。つまり、パワハラ相談の急速な増加が、全体の相談件数を押し上げているというわけです。

パワハラについては多くの企業がセミナーを開くなどして従業員の啓発や教育に努め、相談窓口を設けたり、さまざまな対策を講じてきました。にもかかわらず、一向に減らないのです。

やはり、まだまだパワハラの対策が徹底していないと言わざるを得ません。パワーを持つ管理職自身も、いまだパワハラの本質や構造をしっかり理解していません。

ここで肝に銘じておいて欲しいのは、労働相談の中でパワハラがずっとトップを維持しているということは、**テレワークという働き方の中でもパワハラは必ず起きる**ということです。

「テレワーク中もパワハラに気をつけてください」という程度の注意を促すだけでは、パワハラを防ぐことはできません。

というのは、**テレワーク中に少なくなるパワハラ行為がある一方で、テレワークだからこそ増えてくるパワハラ行為が予想できる**からです。

▼▼▼テレワークだから増える発言型パワハラ

テレワーク中のパワハラは、テレワーク中のセクハラと同様の理由で、暴行や物を投げるなど身体接触型は不可能です。しかし発言型のパワハラは、テレワークという働き方の性格上、確実に増えると考えられます。

拙著『最新パワハラ対策完全ガイド』（方丈社）でも解説しましたが、日本社会における産業構造や市場環境、経営環境、職場環境、社会生活などの外的要因が激変したにもかかわらず、組織風土やマネジメント手法、コミュニケーションのとり方、働き方の意識などの内的要因は「現状維持」を続けたままです。

外的要因が変化すれば、それに対応する形で内的要因も変化させていかなければなりません。しかし、人や組織は内的要因を変化させることに消極的です。その理由は、**変化を試みた後どうなるか、それは変化してみないとわからない。それに対する恐れや不安があるので、現状を維持しようという力が自然に働く**からです。つまり、**ネガティブな感情が行動にブレーキをかける**のです。

外的要因は変わったのに内的要因が変わらないので、当然、両者の間に大きなギャップが生まれます。このギャップを解消するためには、内的要因を変化させていかなければなりません。

環境の変化に対応していかないと、組織は力を失います。消費者ニーズが変化すれば、それまで売れていたモノでも市場での商品力を失い売れなくなります。売れ行きを維持、向上させるには、消費者ニーズに合わせて改良、改善しなければならないのと同じです。時代が平成から令和に変わっていく中で、外的要因と内的要因のギャップはさらに大きくなりました。

大きなギャップは、世代間の価値観にもギャップを生み、さらに対人関係をネガティブにし、いたるところにストレスが存在するようになり、パワハラリスクを高めています。

上司は会社の意向に沿って、変化に対応するように部下に強いなければならない。**強いる側と強いられる側、価値観が相違する両者の間には、当然、対人関係に摩擦が生じ、ネガティブ感情を持つ**ようになります。上司は「どうしてわかってくれないのか」と愚痴をこぼし、部下は「何でそんな言われ方しなければならないのか」と嘆く。こうした**相互理解できない関係性の中でパワハラが起きやすくなる**のです。

▼▼▼上司の「ワンダウン」がパワハラを防止する

前項で相互理解できない上司と部下の関係性について述べました。上司は部下との関係を良好な状態に変えることなく、指示に従ってもらおうとするものです。また、上司はパワーを持っているので、話に理解を示さない部下に対しては話を打ち切ったり、あるいは部下の言い分に耳を傾けなかったり、さらには否定したりします。

このように、上司が部下より一段高い態度や行動を示すことを「ワンアップポジションをとる」といいます。

上司がワンアップすると部下とのパワーギャップは大きくなります。パワハラはパワーの格差が存在するところに生まれるので、上司と部下のパワーギャップが大きいほどパワハラを招きやすい関係であるといえます。ということは、このパワーの格差を縮小することが、パワハラ防止につながります。

であるならば、いかにしてこの格差を縮小するか。それがパワハラを防止する方法になりますが、それはそれほど難しいことではありません。

パワハラを防止するには、「ワンアップ」するのではなく、「ワンダウン」すればよいのです。

上司がワンダウンすれば、当然、上司と部下の間のパワーギャップは縮小されます。では、ワンダウンするにはどうすればよいのか。それは、「部下を対等なパートナーと認めて尊重する」ことです。

部下を尊重すれば、自然と部下と目線が合います。部下の顔を見ながら「話を聴く姿勢」が生まれます。パワーギャップはぐっと小さくなり、両者間に良好な関係性が生まれ、パワハラが起きにくくなるというわけです（ワンダウンの具体的方法は第六章で紹介します）。

私は、テレワークという働き方はパワハラリスクを高めると考えています。なぜなら**テレワークでは、上司も部下もお互いに自宅で一人で働いているので、上司の部下に対する**

ワンアップした態度が生まれやすくなると思うからです。

パワハラリスクを抑えるために、テレワークではどのようにマネジメントをしていくのか、企業は上司にその方法を教えているとは思えません。

このコロナ禍をきっかけにテレワークを緊急導入したので、多くの企業では上司も部下も、ウェブ会議を使ってどのようにコミュニケーションをとっていけばよいのか戸惑っています。

テレワーク中は、テレワークにマッチしたコミュニケーションのとり方に変えていかなければなりません。

ただでさえジェネレーションギャップや価値観のギャップがあるのに、どういうところに気をつけてコミュニケーションしていけばよいのか。**企業は上司にも部下にも「テレワーク版のコミュニケーションのとり方」を教えなければいけない**ことに気づいて欲しいと思います。

指示の出し方や報告の仕方、上司と部下、双方とも若葉マークのテレワーカーなので、パワハラが起きやすい環境にあるということを認識し、対策を立てていかなければならないと思います。

▼▼▼テレワークに対応していないパワハラ指針

これまで企業はリスクマネジメントとしてのパワハラ対策に自主的に取り組んできましたが、二〇二〇年六月一日に施行された「パワハラ防止法（正式名称「改正労働施策総合推進法」）によって、パワハラ防止措置が義務化されました。

パワハラ防止法施行にあたって厚生労働省は「事業主が雇用管理上講ずべき措置」として次の一〇項目の指針を挙げています。

・ハラスメントの内容、方針等の明確化と周知・啓発
・行為者への厳正な対処方針、内容の規定化と周知・啓発
・相談窓口の設置と周知
・相談に対する適切な対応
・事実関係の迅速かつ正確な確認
・被害者に対する適正な配慮措置の実施

・行為者に対する適正な措置の実施
・再発防止措置の実施
・当事者などのプライバシー保護のための措置の実施と周知
・相談者、協力者への不利益な取り扱いの禁止と周知、啓発

この最初の項目の取り組み例に、
・就業規則その他の職場における服務規律等を定めた文書に、事業主の方針を規定し、当該規定と併せて、パワーハラスメントの内容及びパワーハラスメントの発生の原因や背景等を労働者に周知・啓発すること。
・社内報、パンフレット、社内ホームページ等広報又は啓発のための資料等にパワーハラスメントの内容及びパワーハラスメントの発生の原因や背景並びに事業主の方針を記載し、配付等すること。
・職場におけるパワーハラスメントの内容及びパワーハラスメントの発生の原因や背景並びに事業主の方針を労働者に対して周知・啓発するための研修、講習等を実施すること。

などが紹介されています。

つまり、**会社は従業員に対して、パワハラの内容や発生原因、背景などを学ぶ機会を与える責務がある**ということです。

一方、**経営者、管理職、従業員は、会社が与えてくれたその機会を活かして、パワハラを正しく理解し、パワハラのない職場づくりをする。これもまた責務である**としています。

この指針が発表されたときは、いまほどテレワークを導入している会社はなかったと思いますが、コロナ以降、パワハラが起こりやすい働き方であるテレワークを導入した企業が急激に増えているので、テレワーカーへの対応に関する項目を会社独自のガイドラインに追加すべきだと思います。

▼▼▼パワハラは「本当の問題」にさかのぼって解決する

パワハラ問題の背景には、マネジメントやコミュニケーションの問題があります。テレワークにおける適切なマネジメント、良好なコミュニケーションの実践がテレハラ、パワハラの防止につながります。

厚生労働省はパワハラ行為を六つに分けています。具体的には、身体的な攻撃、精神的な攻撃のほか、人間関係からの切り離し、過大な要求、過小な要求、個の侵害です。身体的な攻撃と精神的な攻撃は、具体的には暴行や傷害、脅迫や暴言で、これらの問題の本質は、刑法や労働法に抵触しているところです。

一方、人間関係からの切り離し、過大な要求、過小な要求、個の侵害、以上の四つは、状況や職場環境によってはパワハラではない可能性もあるので、職場で線引きをしたり、起こった後に十分に精査して判断する必要があります。

つまりこの四つは、コミュニケーションやマネジメントが問題の本質なのです。

結局、**パワハラは具体的な行為によって、違法行為として処理すべき事案と、コミュニケーション不足や適切さを欠いたマネジメントを原因とする問題として処理すべき事案に分けて考えなければならない**ということです。

パワハラ防止法が施行されたので、暴行・傷害、脅迫・暴言など違法行為のパワハラは減っていくでしょう。

テレワーク時代のパワハラは、コミュニケーション不足や適切さを欠いたマネジメントを原因とするものが増えると予測できるので、この二つの問題の改善が不可欠です。

もちろん現在でも、マネジメントを原因とするパワハラやコミュニケーションを問題とするパワハラは存在します。

しかしテレワークでは、テレワークという新しい働き方に合ったコミュニケーションとマネジメントが必要になります。つまり、これまでのコミュニケーションやマネジメントとは異なった、新しいコミュニケーションやマネジメントの手法が必要になるわけです。だからこそ、会社が機会をつくり、上司や部下はその手法を学んでいく必要があるというわけです。

コロナ以前に積極的にテレワークを導入した企業では、導入実施にあたって、さまざまなケースをシミュレーションして、テレワークに合ったコミュニケーションとマネジメントを十分に検討しています。

こういう言い方をすれば誤解がない、こういう言い方をしてしまうと圧力をかけすぎることになるなど、どのようにすればテレワークでパフォーマンスが上がるのかという視点で、上司と部下の間で良好なコミュニケーションが保たれるマネジメントを深いレベルで検討しています。だからこそ、リアルなオフィスで働くよりテレワークのほうが生産性が上がっているという調査結果が出ていると考えられます。

今後、問題になってくるのは、**コロナ以降、感染予防対策の一環で緊急避難的にテレワークを導入した企業は、十分なテレワーク対応ができていない分、パワハラが起きやすく、極めて危ない状態**なのです。

▼▼▼テレワーク時代に増えるパワハラ、減るパワハラ

パワハラ問題のまとめとして、最後にテレワーク時代のパワハラではどのような行為が増え、どのような行為が減少するかを検討しておきます。

厚生労働省が行った調査によると、前述したパワハラの六類型の中で最も多いパワハラ行為は精神的な攻撃です。以下、過大な要求、人間関係からの切り離し、個の侵害、過小な要求、身体的な攻撃、その他、と続きます。

テレワーク普及によるパワハラ行為の変化

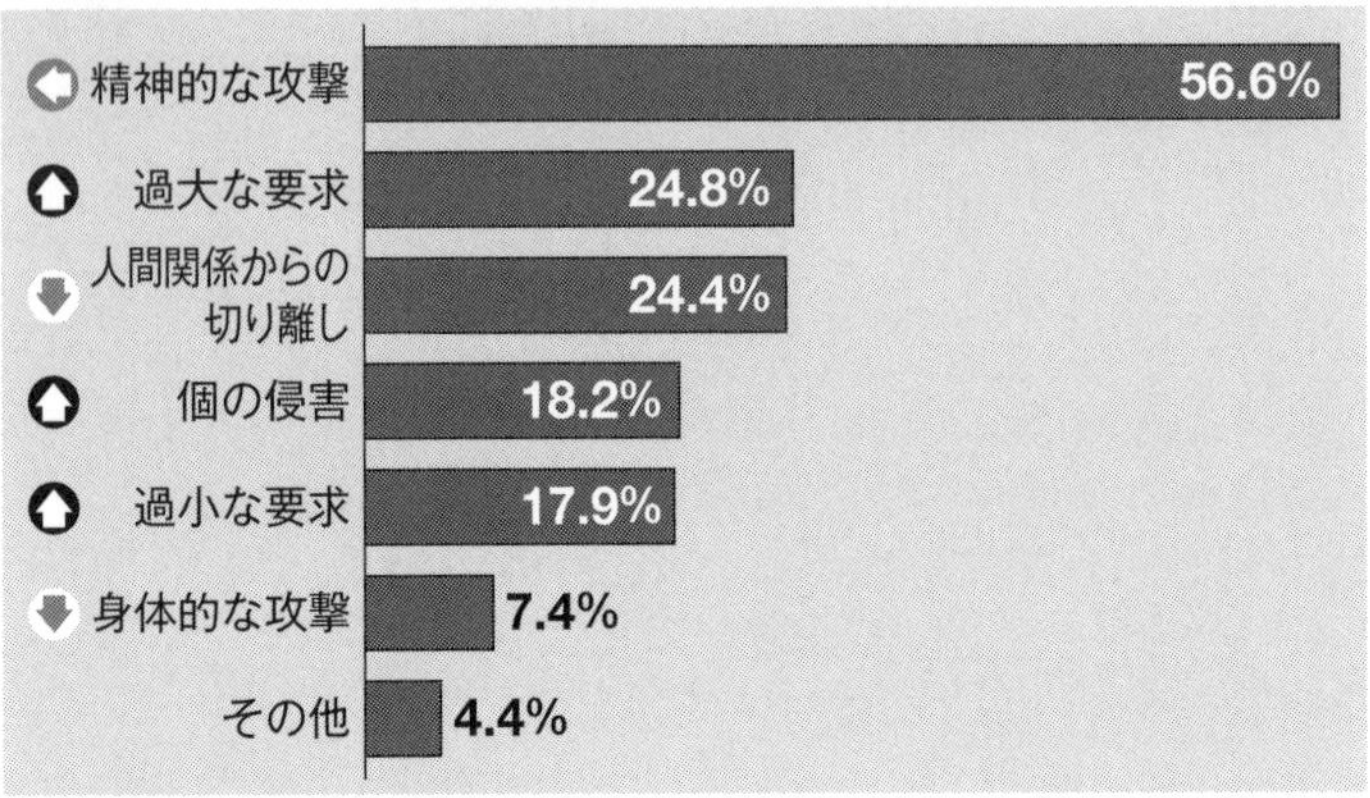

出典：厚生労働省／20～64歳の男女10,000名に対し、インターネット調査を実施
／調査期間：2016年７～10月

これは主に会社に出勤してオフィスで働いている中で起こっていたパワハラ行為のランキングです。

テレワークになると精神的な攻撃は高止まりになると思います。身体的な攻撃はテレワークという働き方の性格上減少し、人間関係からの切り離しも、テレワークでは目の前にその人物がいないのでやりにくい環境です。したがって、この二つは「テレワーク時代に減るパワハラ」といえます。

一方、**テレワーク時代に増えると考えられるパワハラは、過大な要求、過小な要求、個の侵害の三つ**だと思います。

テレワークで増えたウェブ会議等での

打ち合わせでは、部下の家の中も見えてしまうので、プライバシーに踏み込んでくることが容易に想像できるので、個の侵害が増える可能性があります。

過大な要求、過小な要求も増えるだろうと思います。コロナ禍で現状は厳しくても、コロナ以前と同様の目標を達成してもらわなくてはいけない。経営者や上司は、そう考えるでしょう。そうすると、上司のサポートが十分ではない環境下にあるにもかかわらず、現実に達成できない目標を与えてしまうケースは十分にあり得ます。

過小な要求も、優秀な部下に仕事を多く与えたほうが結果が出ると考え、逆に評価してない部下には仕事を与えないという問題も起きやすくなります。

コロナ禍で経営が厳しくなった企業がリストラをするとき、ターゲットの社員には仕事与えないということもありそうです。

過大な要求、過小な要求、個の侵害、この三つがテレワーク時代に増える可能性があると私は考えています。

第三部

心のケアの仕組みを再構築する

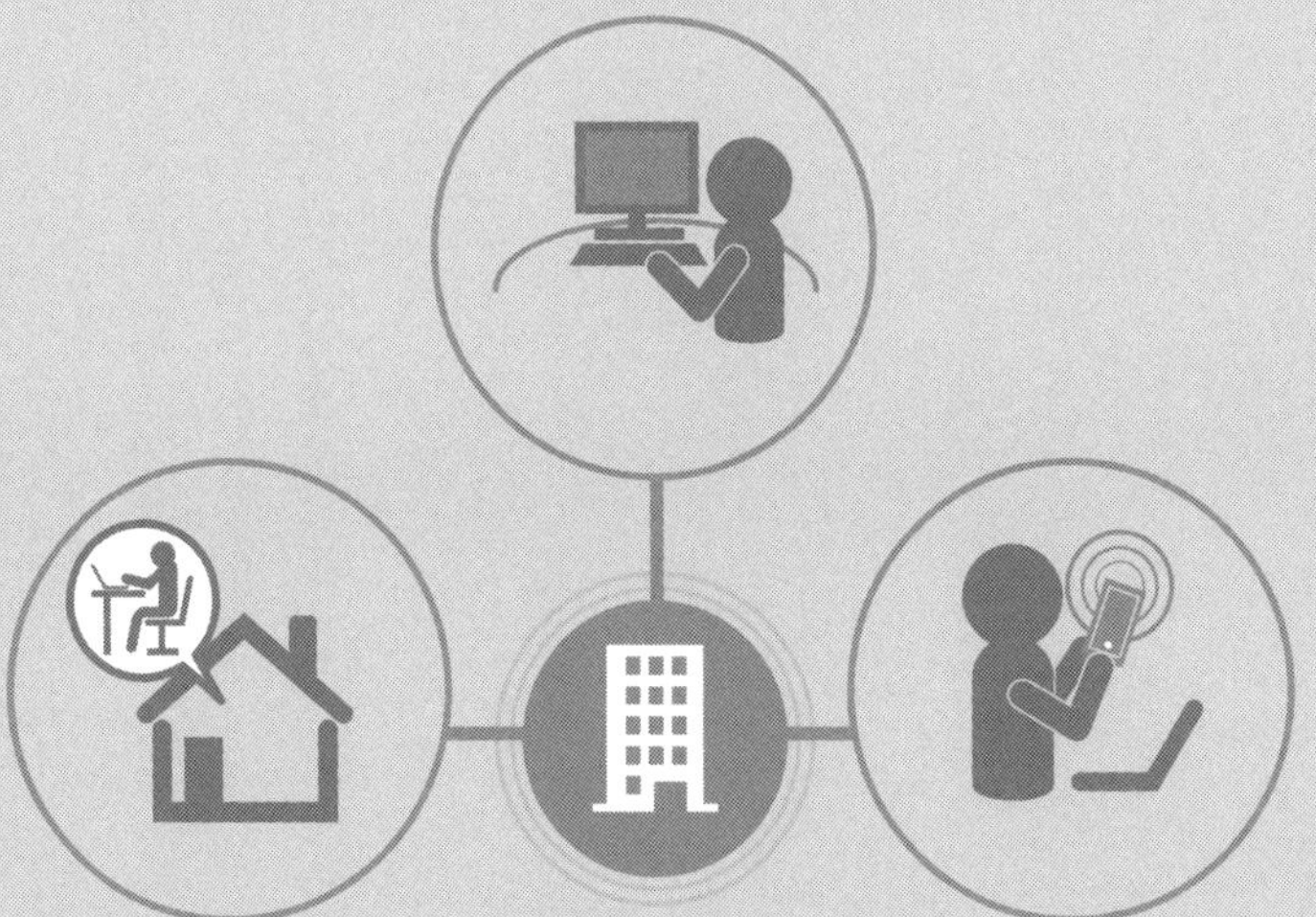

第三部では、どのようにすればテレワーカーがメンタル不調にならずに働けるのか、あるいはメンタル不調になったときに会社はどのように対応すればよいのかなど、テレワーク時代の心のケアの仕組みの再構築を提案します。

第五章では、メンタルヘルス「4つのケア」がテレワークに対応しきれていない問題を取り上げ、その問題点を補う具体的な方法を提案します。

第六章では、管理職が部下に対して行うテレワークに対応した「ラインケア」としてリモート型「ラインケア1on1」を提案し、それを効果的にする手法を紹介します。

第七章では、テレワーク時代に適応した社内の健康スタッフの活用方法について、さらに第八章では社外リソースの活用について提案していきます。

第五章

「テレワーク版４つのケア」で健康管理の実効性を高める

▼▼▼健康で安心して働ける職場づくりが困難な時代

ストレス社会といわれる中、働く人のストレスは拡大傾向にあり、職場でストレスや悩み、強い不安を感じている人の割合は労働者の半数を大きく超える状況にあります。

また第四章で、精神障害における労災補償状況は請求件数、認定件数とも過去最高を更新する状況が続き、毎年、最も多く労災認定されているパワーハラスメントは、民事上の個別労働紛争の相談件数でも二〇一二年から八年連続でトップになっているというデータを紹介しました。

パワハラ、過重労働等の過度なストレスを原因とする自殺は高止まり状態が続いていて、「新入社員の過労死」「新入社員のパワハラ自殺」など、ショッキングなニュースを毎年目にします。

今後、経済不況が深刻化すると、二〇一九年まで減少傾向にあった自殺者数は、再び上昇に転じるリスクについても第三章で解説しました。

メンタルヘルス問題に至らないまでも、体調の悪い状態で出社している「プレゼンティーイズム（presenteeism）」から、体調が悪化して病欠する「アブセンティーイズム（absenteeism）」の問題も深刻化しています。

プレゼンティーイズムはアブセンティーイズムより経済損失が大きいという専門家の指摘があります。なぜかと言うと、本人の体調が悪いというのは本人だけの問題ではなく、その人が会社にいることが周囲に影響を与えてしまうからです。

メンタルヘルス不調の前段階のプレゼンティーイズムやアブセンティーイズムにどう対応できるのかが企業にとって大きな課題になるでしょう。

したがって、**健康で安心して働ける職場づくり、つまり産業医学を基礎とし、働く人々の生き甲斐と労働生産性の向上に寄与することを目的とした「産業保健」が非常に重要な**

分野になると思います。

しかし、いま私たちが働く職場は、「産業保健の危機」に直面しています。産業保健が危機に瀕している現実を乗り越えるためには、**一人ひとりがヘルスリテラシーを身に付け、困難を乗り越えるための「セルフマネジメント力」を高めることが大切**です。

また、**環境面においては、働き方の多様性に対応して、職場内の「心のケア」の仕組みを再構築することが不可欠**だと思います。

テレワークに対応していないメンタルヘルス「４つのケア」

では、職場内の「心のケア」はどのように構築すればよいのでしょうか。

厚生労働省は、二〇〇六年三月に「労働者の心の健康の保持増進のための指針（通称「メンタルヘルス指針」）」を定め、その後も事業者に対してストレスチェック制度を含めた職場におけるメンタルヘルス対策を積極的に推進することを求めています。

具体的には、メンタルヘルス対策を効果的に進めるために必要なケアを「セルフケア」「ラインによるケア」「事業場内産業保健スタッフ等によるケア」、そして「事業場外資源

による ケア」の四つに分けています。

これは「4つのケア」と呼ばれ、**メンタル面の不調の発症を防止する「一次予防」、メンタルヘルス不調の早期発見、早期解決を行う「二次予防」、メンタルヘルス不調となった労働者の職場復帰支援と再発防止を行う「三次予防」が継続的かつ計画的に行われることが重要**だとしています。

また、「セルフケア」「ラインによるケア」は職場内で行うケアであり、「事業場内産業保健スタッフ等によるケア」は社内で行うケア、「事業場外資源によるケア」は文字通り社外で行うケアとなります。

現在では、民間企業・官公庁・公的団体、規模の大小、業種にかかわらず、すべての事業所でメンタルヘルス対策として、この指針に基づいた職場のメンタルヘルス対策が定着しています。

しかし、**「4つのケア」は、国内の職場で働くことを想定してつくられたため、職場以外の場所で働くテレワークや海外事業所での勤務に対応していない**のです。

そこで本章では、テレワークに合った実効性のある「心のケア」の実践につなげるため、「テレワーク版4つのケア」を紹介します。

▼▼▼相談する能力、相談される能力を高める

「４つのケア」の最初に位置付けられている**「セルフケア」とは、一般社員や管理職を問わず、自分のストレスに自ら気づき、自ら対処するケアのこと**です。

たとえば、ストレスチェックなどでストレスがあることに自ら気づき、その対策として自分から相談をする。これがセルフケアの基本で、自発的に相談にいくことを「セルフリファー」と呼んでいます。

セルフリファーはセルフケア行動の一つですので、自主的に相談にいくことはセルフケア能力を向上させます。

また、セルフケアとともにラインによるケアも重要です。ラインとは上司のことで、上司による部下へのメンタルヘルスケアを「ラインケア」と呼んでいます。部下がメンタル不調を起こさないように、上司は職場環境の問題を発見し、その改善に努めなければなりません。

メンタル不調を起こす原因は、個人要因だけなく環境要因もあるので、上司が部下の相

談にのってあげることもメンタルヘルスケア上の重要なポイントになってきます。

つまり、**職場におけるメンタルヘルスケアは、自ら相談をするセルフリファーと、上司がその相談に丁寧に対応することが重要**なのです。

▼▼▼セルフケアとラインケアのリソースを社内外に整備しておく

効果あるセルフケアとラインケアを行うには「相談」が重要であると述べました。部下からは「困ったときに相談にのってくれそうな人がいない」という声を聞く一方で、管理職からは「どうやって部下のケアをしていいかわからない」という声をよく聞きます。

つまり、セルフケアが実践できるように、また上司がラインケアを実行できるようなリソースを職場の中に十分に作り上げておく必要があります。

では、セルフケアとラインケアを行う際の職場内リソースとは何でしょうか。それは、**産業医や保健師、衛生管理者といった職場の健康管理を支援するスタッフが、個別の相談にのったり、管理職の支援をする。**あるいは**会社がセルフケア研修やラインケア研修を企画・実施して、メンタルヘルスケアにおけるその重要性と具体的な実践方法を上司にも部**

下にも教育しておくことなどが挙げられます。これが「4つのケア」の三番目の「事業場内産業保健スタッフ等によるケア」というわけです。

一方、職場の外にもメンタルヘルスケアのリソースはあります。それが「4つのケア」の四番目の「事業場外資源によるケア」にあたり、たとえば各都道府県や市町村にある労働基準監督署や産業保健推進センターのほか、病院やメンタルヘルスケアをサポートする会社などがこれに相当します。こうした事業場外の機関の専門家がメンタルヘルスケアの支援を行っています。

▼▼▼プレゼンティーイズム段階でメンタル不調を見抜く

厚生労働省は、以上の「4つのケア」を継続的かつ計画的に推進することを事業者に求めています。

では、継続的かつ計画的に推進するにはどうすればよいのかが、次の課題になります。

実際に働いている人がメンタル不調になったとき、それに気づけるのは、その人と一緒に働いている職場の上司です。

職場の健康管理スタッフは同じ施設の中にいるとはいっても、同じ場所で働いていません。労働基準監督署や産業保健推進センター、病院は、職場からは物理的に離れているので、その人の業種も職種も働き方も知りません。専門家であっても現場で働く人のメンタル不調に早めに気づくことができないのです。

セルフケアとして、本人が社内と社外のリソースを積極的に活用してくれればいいのですが、自発的に相談に行く人は多いとはいえません。

なぜ相談に行かないかというと、メンタル不調の場合、自覚症状がなかったり、自分では気づきにくい面があるからです。

人間は具体的なものに対してはすぐに行動します。平熱より体温が二度高ければ、すぐに病院やクリニックに行くという具合です。メンタル不調についても、「自分のストレス耐性一〇〇のうち、いま八〇まできている」という尺度があれば話は別ですが、メンタル不調の度合いは目に見えません。

そういう人たちがどういうタイミングで相談にいくかというと、かなり調子の悪さを実感するようになってからです。つまり、前述したプレゼンティーイズムの段階では相談に行く人はほとんどおらず、欠勤や早退を繰り返すアブセンティーイズムになり、周囲が声をかけたり、上司や職場の健康管理スタッフが介入して、はじめて相談に行くというのがほとんどのケースです。

結局、働いている人一人ひとりにメンタルヘルスケアを任せておくと、かなり重い不調や病気になってから専門家が初めてケアを始めることになりかねません。しかしこの時点では多くの場合、休職、配置転換など、本人が必ずしも望んでいない対応を強いることになります。

ですから、**仕事の内容と部下の状態を把握している現場にいる上司が、プレゼンティーイズムの段階でいち早くメンタル不調に気づける仕組みをしっかり作っておくことが、「4つのケア」を有効に機能させることになる**のです。

▼▼▼テレワークに対応したラインケア支援を！

「4つのケア」のうちセルフケアとラインケアの実効性を高めることこそ、職場のメンタルヘルスケアに最も重要なのですが、職場が会社以外の場所となるテレワークの場合はどうなのでしょうか。

テレワークでは、上司も部下も同じ場所で働いていません。主に自宅で仕事をするテレワークでは、部下がメンタル不調を自覚しても相談することは難しく、ウェブ会議では上司も部下の変化に気づきにくいでしょう。

テレワークという働き方において「4つのケア」を回すための体制を整えていかなくてはならないという新たな課題が浮かび上がってきます。

しかし、上司のほうもテレワーク中にオンラインで部下の指導を経験するのははじめてという人が多いでしょうから、テレワークにおけるラインケアといっても、何をどうすればよいのかほとんどわからないでしょう。

では、テレワークにおけるラインケアは具体的に何をするするのか。一つの方法としては、部下にメンタル不調の人が出たら、こういう言葉をかけて、このように相談にのるといった具合に、「テレワークにおけるラインケアの方法」というような研修を行う。こうした会社が上司に対して行うラインケア支援が必要になってくるでしょう。

また**社内の保健師や産業医についても、メンタル問題の専門家ではない場合があるの**

で、外部からメンタル問題の専門家を招聘《しょうへい》することもラインケア支援の一つとして検討すべきです。

▼▼▼社員自身も健康増進に努めなければならない

セルフケアとラインケアは、テレワーク中でも行わなくてはならないのか……。上司の中にはこういう疑問を持つ人もいると思います。コロナ以降に緊急避難的にテレワークを導入した会社では、特に疑問に思うかもしれませんが、テレワークでも基本的に求められることは同じです。

「労働安全衛生法」六五条の三の「作業の管理」には、「事業者は、労働者の健康に配慮して、労働者の従事する作業を適切に管理するように努めなければならない」とあります。

条文には「事業者」とありますが、実際に会社が従業員の面倒を直接見ることはできないので、そこは「上司」と読み替える必要があります。また「労働者」はたくさんいるので、これは「部下」と読み替えるとわかりやすいと思います。

メンタルヘルスは健康問題であり、テレワーク中もこの条文は適応されます。したがって**上司はテレワーク中でも部下に対してラインケアを行わなくてはならない**ということになります。

一方、セルフケアについても法的背景があります。

同じく「労働安全衛生法」の六九条の「健康教育等」で、「事業者は、労働者に対する健康教育及び健康相談その他労働者の健康の保持増進を図るため必要な措置を継続的かつ計画的に講ずるように努めなければならない」と定められており、六九条の二に「**労働者は、前項の事業者が講ずる措置を利用して、その健康の保持増進に努めるものとする**」と続きます。

この条文をメンタルヘルスの視点で読むと、会社は社員に対してメンタルヘルスについての教育を実施し、社員が相談できる体制を整えないと、そもそもメンタルヘルスの健康の保持増進はできない。だから、社内に健康管理スタッフをそろえる努力をして欲しい。

一方、社員のほうも、会社が整備したメンタルヘルス増進の機会を利用して、自分もメンタル面の健康保持増進に努めて、仕事ができる健康状態を保って欲しい……、ということになります。

テレワーク中は、普段会社で残業をしている上司に限って、時間外だと承知しつつ、「部下はテレワーク中で自宅にいる」「いますぐに見て欲しいとは言っていない」と勝手な判断をして、部下にメールを送ったりするケースは決して珍しいことでありません。

しかし部下にしてみれば、時間外でも上司からメールが届けば気になるものです。そして内容によっては、返信メールを送ったり、電話をしてしまうこともあるでしょう。

上司からメールが届いていても、パソコンをシャットダウンしていたので部下がそれに気づかずにいると、「それでは緊急対応できない」と叱責されたという話もあります。

二四時間パソコンを立ち上げて待機していることを上司が望むなら、会社は超過勤務手当を支給しなければなりません。

こうした常識的なことさえ、上司も会社も理解できていない場合があるのです。

テレワーク時代には、会社が率先して業務時間外にはメールやＳＮＳ、電話などをしないという行動基準をつくる必要があることを強く意識して欲しいと思います。

テレワークは、自律的な働き方で成果を上げなくてはならないので、ストレスに気づいて対処する一般的なセルフケアだけでは実効性が上がりません。セルフコントロールとアウトプットする力などを統合したセルフケアを進化させたセルフマネジメント力が求められます。

しかしセルフケア、セルフマネジメントについて全体像を述べるのはボリュームがありすぎるため、本書の中で述べても中途半端になってしまいます。これについては、改めてセルフマネジメントについての書籍を刊行し詳しく解説する予定です。

したがって本書では「4つのケア」のうちセルフケアを除いた、「ラインによるケア」「事業場内産業保健スタッフ等によるケア」「事業場外資源によるケア」の3つのケアを中心に解説していることをご理解ください。

次の第六章では「ラインによるケア」、第七章では「事業場内産業保健スタッフ等によるケア」、第八章では「事業場外資源によるケア」について対策をまとめています。

第六章

リモート型「ラインケア」を遂行する

——管理職

▼▼▼個別相談が中心になるラインケア

本章では、テレワーク中に上司が部下に対して行うラインケアにおける相談技法を中心に解説します。

ラインケアには「職場環境の問題把握と改善」と「個別の相談対応」の二点が求められています。テレワーカーは、会社の外が仕事場です。ＩＣＴ環境やルールづくりは会社が行うので、管理職は物理的な職場環境の改善を行うことはできません。したがって、テレワーカーへのラインケアは必然的に個別相談が中心になります。

メンタルヘルスの予防には三段階あることは前述しましたが、ラインケアはメンタルヘルスの重症化を防ぐ二次予防（早期発見・早期対応）として重要です。

以下、一般的なメンタルヘルス不調者の早期発見の基本ステップを解説し、その中でも部下の個別相談に対して適切に対応できる方法を解説していきます。

適切な相談対応ができれば、上司と部下の人間関係は良好になります。**部下にとっては上司との人間関係も重要な職場環境**です。だからこそ**個別相談に重点を置く「部分最適」がラインケアの全体最適につながる**のです。

管理職は会社にテレワークの環境をしっかり整えて欲しいと思っている人が多いと思いますが、職場環境とは「自分と部下との関係性」も含まれているということを認識して、テレワークをしている部下へのラインケアにおける相談技法をぜひ身に付けて欲しいと思います。

▼▼▼まず、仕事ができているかどうかを確認する

かつての日本のサラリーマン社会では、ラインケアはごく自然な形で行われていました。たとえば終業後の飲み会や社内イベントなどの業務時間外の機会を利用して、上司は部下の特性や性格をつかみながら、「最近頑張っているよな」「あのときはこういう思いがあって、ちょっと厳しく言ったんだぞ」というように話をしていたものです。

しかし時代は変わり、かつて業務時間外でしていたフォローやカバーを、現在は業務時間内でやらなくてはならないようになりました。

またテレワークでは、部下も上司も会社にいないので、そもそも飲み会に誘うことなどできません。

それだけにテレワーク時代のラインケアでは、就業時間内という限られた時間で、上司は部下の変化にどのように気づいていけばよいのかが大きな意味を持つようになりました。

部下のメンタルヘルス不調の気づき方としては、病気かどうかではなく、仕事ができて

いるかどうかを確認することが大切です。

職場には病気と付き合いながら仕事をしている人がいます。そのような人を「問題がある」とはとらえません。**「問題がある」というのは、必要な仕事ができない人、仕事ができていない状態**のことをいいます。

職場は働く場所であり、上司は病気の専門家ではなく、仕事の管理者だということを忘れてはいけません。

上司は人生の先輩として、あるいは経験者として結婚や子どもの育て方を教えたくなるかもしれません。しかし、それは上司の仕事ではありません。

近年、職場環境や仕事が原因でうつ病を発症する人が増え続けているといわれています。たとえば、代表的な精神疾患であるうつ病は、見た目ではわかりませんし、そもそも上司が病気の判断をしてはいけません。判断するのは医師の仕事です。

うつ病は脳に機能障害が起きているため、感情や行動などに変化が現れ、当然、仕事にも支障が出てきます。

いつもと違う部下の様子（変化）は、メンタル不調の兆候です。その変化にいかに早く気づけるかがポイントです。日頃と比べて、変化が大きいほど症状が重い可能性があり、注意が必要です。

部下が突然、人事部にうつ病の診断書を提出したという事態に陥らないためには、**部下の小さな変化に早めに気づいて対処することが大切**なのです。

▼▼▼仕事面を含めた周辺を見て、気づきの精度を上げる

部下の変化は、ちょっとしたところに出ます。以下、リアルな職場でメンタル不調を起こした部下の代表的なパターンを列挙しておきます。

勤怠面では、

- **仕事をよく休む、無断欠勤をする**
- **遅刻、早退が増える**

人間関係では、

- **不平、不満が多くなる**

- **挨拶をしない、声が小さい、元気がない**

仕事面では、

- **ホウレンソウ（報告・連絡・相談）の質や量に変化がある**
- **仕事の能率が悪い、単純なミスが増える、同じ質問を繰り返す**

感情面では

- **急に泣き出す、怒りっぽくなる**
- **不安や気持ちの落ち込みが強くなる**

生活面では、

- **これまで関心のあったことに興味を失う**
- **酒やたばこの量が増える**

もともとマイペースの部下もいるでしょうし、もともとミスの多い部下もいるでしょうから、仕事面だけにフォーカスしてしまうと、どうしてもメンタル不調に気づきにくくなります。

ですから、いつもと違うといっても、**人間関係や感情面、生活面など、仕事の周辺部分**

も含めて観察して、気づきの精度を上げていくことが、部下のメンタル不調を見逃さないコツになります。

▼▼▼テレワークだから見抜けるメンタル不調の特徴

一方、テレワークでは部下と接触するのは、ウェブ会議が中心です。モニター越しでしか部下の表情を見ることはできず、かつ時間も限られています。リアルな職場でも仕事だけにフォーカスすると部下のメンタル不調を見逃してしまう危険性があります。テレワークではその危険性がさらに高いといえます。

しかし、テレワークだからこそ見抜ける部下のメンタル不調の特徴もあるはずです。私が考えるその特徴を以下に列挙しておきます。

勤怠面では、

- **テレワークを希望する日が多くなった**
- **最近、夜遅い時間に会社のＰＣがＯＮになっている**

人間関係では、

- **業務進捗表をメンバーと共有しなくなった**
- **社内のSNSコミュニケーションに参加しなくなった**

仕事面では、

- **メールの文章にまとまりがなくなった**
- **ウェブ会議システムの操作ミスが多くなった**

感情面では、

- **ウェブ会議でビデオ画面をOFFにするようになった**
- **背景画面を設定するようになった**
- **画面を見ないでうつむいている**

生活面では、

- **部屋が散らかっている**
- **服装、髪型、姿勢が乱れてきた**

この中でも、特に「テレワークを希望する日が多くなった」「最近、夜遅い時間に会社のＰＣがＯＮになっている」「メールの文章にまとまりがなくなった」「ウェブ会議システムの操作ミスが多くなった」、こうした行動に注目するとテレワークにおけるメンタル不調の兆候が確認しやすいと思います。

▼▼▼ラインケアの重要ポイントは早期発見と早期対応

テレワークにおけるメンタル不調の気づきのサインを紹介しましたが、「パソコンは立ち上げたままでいい」「ウェブ会議は画面ＯＦＦで参加する」といったように、会社ごとにテレワークのルールは異なると思いますので、会社のガイドラインに応じて部下の変化のチェックリストを作成し、それを参考に部下の様子を観察すれば、メンタル不調の早期発見に役立ちます。

部下のメンタル不調の早期発見と早期対応の重要性は、リアルな職場に限らず、テレワークでも同じです。

その流れは一六〇ページの表に示したように、一般的には「**①事例性把握→②話を聴く→③対処**」となります。

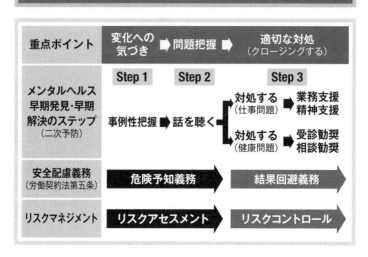

メンタルヘルス不調の早期発見と早期対応のステップ

重点ポイント	変化への気づき ➡	問題把握 ➡	適切な対処（クロージングする）
メンタルヘルス早期発見・早期解決のステップ（二次予防）	Step 1 事例性把握 ➡	Step 2 話を聴く	Step 3 対処する（仕事問題）➡ 業務支援 精神支援 対処する（健康問題）➡ 受診勧奨 相談勧奨
安全配慮義務（労働契約法第五条）	危険予知義務		結果回避義務
リスクマネジメント	リスクアセスメント		リスクコントロール

「事例性把握」とは、目の前で起こった出来事、あるいは部下が仕事で何か困っているようなことを「事例性」といい、それを把握することを意味します。特に、前述した**部下の変化を客観的にとらえる**ことが必要です。**変化に気づくには、「普段」を知っていなければならない**ので、平素から部下とコミュニケーションをとっていなければ、そもそも気づくこともできないことになります。

「話を聴く」というのは、ただ話を聞くのではなく、耳と目と心で「聴く」ということです。ラインケアの目的の一つはメンタル不調の早期発見、早期対応ですので、ただ事実だけを聞くのではなく、**体調面や困ったことはないか、また、その人の思い、気持ち、欲求といったような内面（部下の主観）を丁寧に聴いてあげるイメージ**で、いわゆる傾聴のことです。

話を聴く段階では、アドバイスや自分の経験を話すことは控えたほうがよいでしょう。この段階は指導ではなく、問題把握が目的だからです。積極的なアドバイスや過剰な励ましは部下の本音の吐露《とろ》をさえぎり、問題把握を阻害します。アドバイスや励ましは、問題把握の後にすべきです。

問題把握ができたなら、その問題に対して具体的に対処するのがステップ3です。

ステップ3では、まず仕事上の問題と健康上の問題を分けて考えます。業務の質や量、あるいは職場の人間関係の問題などであれば、仕事上の問題なので、上司が管理者としてサポートすべきです。

このときに何らかの業務支援や精神的な支援をしてあげて、事例性が消えれば、いったんここでクロージングとなります。

一方、業務上の問題を抱えていたとしても、不眠や食欲の減退、体調不良など健康上の問題を訴えているなら、上司にはその専門性がないので、受診勧奨や相談勧奨に進みます。つまり、前述した「4つのケア」の社内と社外のリソースに上司がつないでいくということです。

労働契約法の安全配慮義務（第五条）では、「危険予知」と「結果回避」が求められます。過重労働、パワハラといった職場のストレス要因に気づき（危険予知）、それを取り除くための対応（結果回避）が必要となります。しかし、労働者自身に問題があり、事例性が消えない。つまり、結果回避できないこともあります。

そういった状況においても、職場のメンタルヘルスケアの対応として、ステップ3まで行っておくことが望ましいといえます。

▼▼▼「ラインケア相談技法」五つのポイント

リアルな職場に出勤して働いている部下に対するラインケアより、テレワークをしている部下に対するラインケアのほうが難易度は上がります。

職場に出勤していれば部下の様子はいつでも観察できます。声もかけやすいし、気になることがあれば、すぐに話を聞くことも可能です。

一方、テレワークではいつもと違う様子に気づきにくく、ウェブ会議システムで話を聞いてもリアルな対面ほどの情報は得られません。

部下の動きも見えにくいため、仕事に支障が出ると、上司はイライラしたり言葉もきつくなりがちです。それをパワハラと感じる部下もいるでしょう。

そういった状況を未然に防ぐために、テレワークに対応したリモート型の「ラインケア相談技法」として、次の五つのポイントを提案します。

1 「ラインケア1 on 1」を実施する
2 「ワンダウン」ポジションを意識する
3 「ラインケア1 on 1」を半構造化する
4 「ラインケア1 on 1」を記録する
5 情報をフィードバックする

以下、一項目ごとに解説していきます。

▼▼▼「ラインケア1on1」を実施する

部下のメンタル不調に早めに気づくために、まず「ラインケア1on1」を実行することをおすすめします。

「1on1」は外資系企業を中心にマネジメント手法の一つとして一般的に行われてきました。最近は日本のビジネス界でもブームになっていて、導入する企業が増えています。

私は、キャリアコンサルタントやカウンセラーの面談指導の実績がありますが、外資系企業のマネージャーを対象に「1on1」における「関係構築トレーニング」を実施した経験もあります。その際、参加者には普段行っている「1on1」どおりにロールプレイをしてもらったのですが、そこで興味深いことに気づきました。

部下を動機づけるのが上手な上司と、パワハラ風に部下を追い込む上司に二極化していたのです。そして意外なことに、いずれの上司のもとでも部下の仕事の成果には大きな差がなかったのです。

しかし決定的な違いもあって、**動機づけるのが上手な上司の部下は健康的で活力にあふれていましたが、パワハラ風の上司の部下は退職やメンタル不調になる人が多かった**のです。

どちらのタイプの上司のもとでも成果に大きな差はでなかったのは、外資系企業で働く人はもともと成果への意識が高く、行動特性も積極性があるためだと考えられます。

ところが、**部下の健康と職場満足度では、上司の関わり方の違いで大きな開きが生じていた**のです。

では、ここでなぜ「面談」という言葉を使わずに、「1on1」という言葉を使うのかというと、「面談」では響きが重すぎ、評価されるイメージがあるからです。

言葉のイメージは人の気持ちに影響を与えます。もし「1on1」という表現でも仕事や業務を連想させるなら、「オンライントーク」「ウェブカフェ」のような気軽に話せるネーミングを会社から提案したり、社員公募をしてもよいと思います。

ビジネスにおける通常の「1on1」では、成果を上げるために目標の進捗確認とフィードバックを実施します。

上司は仕事の成果への意識が強いので、ラインケアの「1 on 1」でも仕事面だけにフォーカスしてしまいがちです。しかし、それでは部下の仕事を含めた周辺情報は得られません。

「ラインケア1 on 1」は仕事の成果以外の話に限定して、基本的にアドバイスはせず、前述したように「勤怠」「人間関係」「感情」「生活面」に関することを共有することを目的にします。つまり、**「ラインケア1 on 1」はテレワークで直接顔を合わすことのできない部下の様子を把握するための面談**です。

仮に上司が「何かある?」と部下に聞いても、自信がない部下や成果を出せていない部下だと委縮して何も言えません。しかし「1 on 1」という気軽に話せる機会があれば、部下はリラックスして話すことができます.

時間は一人あたり七分間で実施することをおすすめします。話を聞き出すには短すぎると思うかもしれませんが、最初から七分間と決めておけば、続けているうちに慣れてきます。

メンタルヘルスの兆候は二週間症状が続いているかどうかが確認の目安なので、これにならって実施回数は二週間に一回程度でよいと思います。

大事なことは、七分間と決めたら超過しないことです。約束の七分間がきてクロージングするときに、「ごめんね、時間になったので、次回は話す前に頭の中を整理しておいてくれるかな」などと言えば、部下は七分間で終わることに不満を感じないでしょうし、次回の「1 on 1」への継続性も担保できます。

上司も部下もこの方法に慣れてくれれば、短時間でも必要な情報のやり取りができるようになります。

この「1 on 1」という手法は「単純接触の法則」といって、初めは興味がなかったり、苦手に思ったりしても、繰り返しているうちに興味が湧いてきたり、関係性を良好にする効果があります。男女でも何回も会っていると好感を持つようになり、恋愛に発展するケースがあるのと同じです。

「ラインケア1 on 1」は相談が目的ではありません。部下の普段の様子を確認するための情報収集と信頼関係の構築が目的です。悩みの相談があるようなら、あらためて相談の場を設定すればいいのです。

部下に対して、「短いコンタクト」を「何度も繰り返す」ことがポイントです。

お互いの負担を減らすためにも時間は短いほうがよいのです。

短い時間で「ラインケア1on1」を上手に進めるために、一七〇～一七一ページに参考事例を掲げておきます。

▼▼▼「ワンダウン」ポジションを意識する

業績が悪いときや人手不足のとき、上司は部下に厳しい要求をするものです。そんなときでも、上司は部下に「お願いする」という姿勢ではなく、命令しようとします。

そういう状況がパワハラリスクを高めることは、第四章の「テレハラが危ない」で解説しました。**自分のパワーで部下を動かそうとして、自分を一段高くする「ワンアップ」ポジションをとってしまう**のです。すると、部下は委縮して、率直に自分の考えや気持ちを伝えられなくなります。

そこで、「ラインケア1on1」では、自分を一段低くする「ワンダウン」ポジションをとります。ワンダウンはワンアップの逆をするだけです。

つまり上司は**自分をワンダウンし、仕事に関するアドバイスや指導はせず、部下に問いかけたり、話を受け止めることに徹する**のです。

部下の話を聴くことに徹する、いわゆる「傾聴」といわれる技法ですが、正しい方法ではなく、何となく「傾聴らしいこと」をしようとすると、部下は敏感にその雰囲気を察知するので、打ち解けて話してくれないどころか、「何を探ろうとしているのか」と怪しみ、逆効果になることもあります。「傾聴を上手に実践してみよう」というのは抽象的であり、目標が大きすぎます。目標を分解して、現実にできる小さい目標を立てましょう。

そこで、まずは**ワンダウンを意識して問いかけることを「ラインケア1on1」の一つの行動目標にするとよい**でしょう。

▼▼▼「ラインケア1on1」を半構造化する

プロ野球の投手が新しい変化球の投げ方がわかったからといって、すぐに実戦で使えるわけではありません。同様に、「ラインケア1on1」のやり方が理解できたからといっ

「ラインケア1on1」を半構造化する①

前半	1	・Aさん、おはようございます。 体調はどうですか？（**笑顔で挨拶・気遣い**）
	2	・それでは7分間の「ラインケア1on1」を始めよう。（**時間の共有**）
	3	**―①～④の中から1つか2つ質問する―** ①最近、残業申請が多いけど体調はどう？（**勤怠**） ②ウェブ会議でうつむいているのが気になったんだけど…。（**感情**） ③最近、商品開発部の人との連携はどうかな？（**人間関係**） ④（仕事以外のことを含めて）最近、気になっていることは？（**生活**）
後半	4	・業務上の配慮が必要な際は、いつでも相談にのります。（**セルフリファーを促す**） ・健康相談を受けてくれたら、（私は）安心なんだけど。（**マネジメントリファー**）
	5	・Aさん、今日は、家族のことを打ち明けてくれて ありがとう。（**感謝する**）

て、はじめから上手にできるとは限りません。また、上司は忙しいときもあれば、気分がのっていないことも疲れていることもあります。

話を聴くスキルには個人差があり、実施した日や人によって、「1 on 1」の質にバラツキが生じます。そういった状況を避けるために、「1 on 1」で実施する流れを予め決めておきましょう。これを面談の「構造化」といいます。

面談を構造化することによって、生理的な状況や個人差の影響を受けにくくなります。ただし、面談を構造化するということは、一方的な「1 on 1」になってしまうリスクをはらんでいるので、**流れ**

「ラインケア1on1」を半構造化する②(対話例)

Aさん、気分や体調はどうですか?(**オープンクエッション**)

最近、いろいろ考えてしまって眠れないんです。

眠れないんだね。(**繰り返し**)何かあったのかな?(**出来事**)

実は、父の介護のことで兄弟で少し揉めてまして…

それは大変だね。(**共感**)
Aさんは、どう思ってるの?(**考え・感情**)

それが~、いや~、何だか…。割り切れなくて…

割り切れないんだね…。(**繰り返し+間**)
割り切れないとは?(**深める質問**)

兄が父を施設に預けたがっているんです。

施設に預けたがっている…。(**繰り返し**)

そうなんですよ。たしかに母は病気がちですけど、
すぐに施設の話をするなんて…

Aさんは、どうしたいの?(**行動・欲求**)

兄も私も仕事があるので難しいとは思いますが、
実家で介護ができればと…

実家で介護をしたいと思ってるんだね。(**繰り返し**)

はい、でも兄の言っていることも
理解できなくはないんです。でも…

(**間**)兄弟で話し合いが必要なようだね。
Aさん、打ち明けてくれてありがとう。(**感謝**)
業務上の配慮が必要な際は、相談にのるから、
いつでも連絡してください。

ありがとうございます。その時は相談させてください。

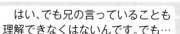

は決めておくが、部下が自由に話せるようにする「半構造化」をおすすめします。最初の言葉、質問の内容、クロージングの方法だけを決めておくのです。

最初は違和感があるかもしれませんが、慣れてくれば展開方法が頭にインプットされ、トークや展開が自然になります。

「1 on 1」面談のスキルを上げるのは簡単です。それは、繰り返すことです。何度もやっているうちに部下の表情や声の調子を確認できるようになり、日頃の部下の様子を把握しやすくなります。

半構造化した「ラインケア1 on 1」の例を基にアレンジを加えれば、さらに部下の様子を把握しやすくなると思います。

▼▼▼「ラインケア1 on 1」を記録する

「ラインケア1 on 1」の情報をメンタル不調の早期発見・早期解決に役立てるため、次ページの表のように、記録を残すことが重要です。「種別」「キーワード」「対応・その他」の三項目で十分です。そうすれば、過去に実施した記録の「キーワード」から話の内容を

「ラインケア1on1」を記録する

	種別	キーワード	対応・その他
10/5	生活	父親の介護・兄と意見の相違	来月、本人の状況確認する
10/12	勤怠	9月の時間外残業 15時間	通常の1on1で確認する
10/19	人間関係	Cさんとの関係	
10/26	人間関係	Cさんとの関係	
11/2	人間関係	Tさんとの関係	
11/9	生活	年明けに引越し予定	Cさんの件で別途、相談したい →明日の16時 ZOOM
11/16	人間関係	Cさんとの関係→少し改善 Tさんとの関係→悪化	

簡単な記録を取ることで、
①日頃の様子が把握できる
②いつもと違う部下の変化に気づきやすくなる
③フィードバックに活用できる

思い出すことができ、**部下は「上司が自分の話をしっかり覚えてくれている」と認識し、自尊心が満たされる**でしょう。

部下の自尊心が満たされると上司との関係も良好になります。また、過去の情報と比較しながら話ができるため、以後の「ラインケア1on1」も進めやすくなります。

また、記録に目をとおすことで、部下の小さな変化にも気づきやすくなります。

「話をすること」「書くこと」をアウトプットといいます。**メンタルヘルス対策は、目に見えない、気づきにくい「主**

観」「変化」「傾向」等をアウトプットし、視覚的にとらえてから対処することで実効性が上がります。

▼▼▼情報をフィードバックする

「ラインケア1on1」は二週間に一回程度、一回の時間は七分間と前述しましたが、定期的に拡大バージョンを実施することをおすすめします。

部下の人数を踏まえて、タイミングは四半期か半期に一回、時間は一五～三〇分で設定します。

通常の「ラインケア1on1」は、動きが見えにくい部下の様子を把握することと、上司と部下の良好な関係構築が目的ですが、**拡大バージョンの「ラインケア1on1」は、部下に気づきを促す内省支援が目的**です。

「ラインケア1on1」の記録（情報）から、気づいたこと、傾向などを部下にフィードバックすることで気づきを与えます。

たとえば、
上司「Aさんは人間関係で悩むことが多いようだけど、どうやって解決しているの？」
部下「そうですね、誰かに相談することが多いです。解決しなくても気持ちは楽になりますし。そうそう、Cさんのことも課長に相談してから関係が少しよくなりました！」
上司「なるほど。人間関係のことで悩んだときは、早めに相談することが大切だね」
という具合です。

通常の「ラインケア1on1」で部下の自己開示を促進し、その後のフィードバックで、部下自身は気づいていないが、他者が知っている自分を伝えてあげることで、部下に気づきを与えます。
自己開示とフィードバックを受けることによって対人関係が良好になり、自分の能力も開発されます。**「自分を知る」ことはセルフケアの実践に不可欠な要素**です。**テレワーク中の部下から「報連相」を待つのではなく、「報連相」をしやすい雰囲気づくりに力を入れることが大切**です。

▼▼▼「開かれた窓」を大きく開放する

小さなことでも継続すれば、ラインケアの遂行力は上がります。

自己分析に使用する心理学モデルの一つに、心理学者のジョセフ・ルフト（Joseph Luft）とハリ・インガム（Harry Ingham）が発表した「ジョハリの窓」があります。

人間には「開かれた窓」「隠された窓」「気づかない窓」「未知の窓」という四つの自分があり、そのうちの自分が知っていて他人も知っている自分が「開かれた窓」です。

七分間の「ラインケア1 on 1」の目的は自己開示にあり、自分は知っているが、他人は知らない「隠された窓」を自分で開くように促します。

一方、拡大バージョンの目的は、上司は気づいているけれども部下自身が気づいていない「気づかない窓」を開くことが目的です。

このように七分間の「ラインケア1 on 1」と、「ラインケア1 on 1」の拡大バージョンを行うことは、自己開示とフィードバックを繰り返すことになり、開かれた窓を大きく開放することを促し、自分の能力開発や対人関係を良好にする効果があります。

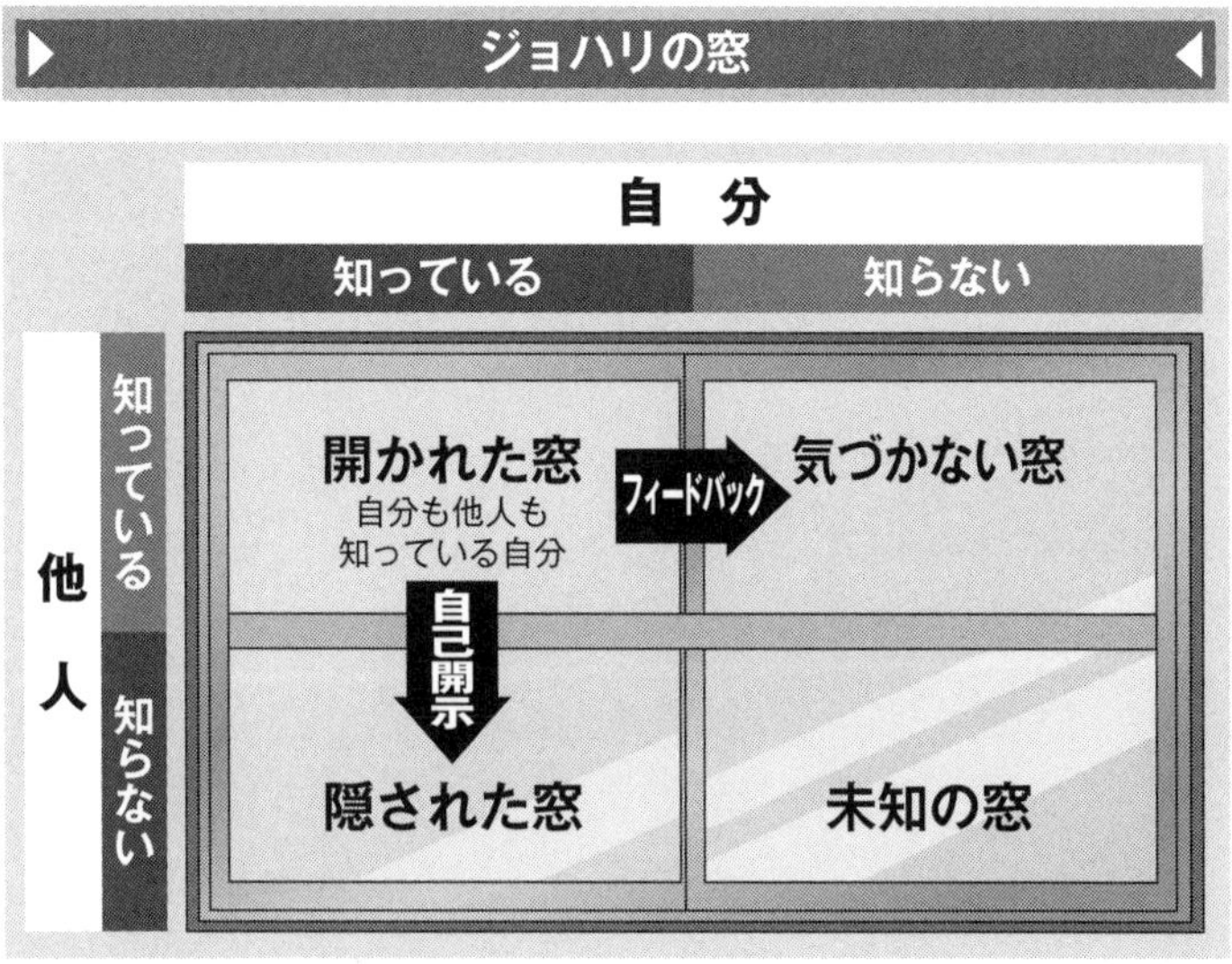

家の窓が閉じられていると、外の景色は見えません。外の景色が見えなければ、自分がどのような状況にあるのか、外と比較し自分を客観視することができません。また、窓越しに人が話しかけてくれることもなく、コミュニケーションをとることもできません。

上司が部下のことを知り、部下も自分自身のことを知っていれば、上司との対話の中で部下が受け入れやすい部分が多くなってきます。

このジョハリの窓の理論でもわかるように、まず**部下に自己開示を促し、それを知った上司は部下にフィードバックすることで気づきを促してあげる。**「ジョハリの窓」理論を活用した「ラインケア1 on 1」を実践して欲しいと思います。

第七章
ハイブリッド健康相談を実施する
――社内の健康スタッフの活用

▼▼▼「受診」のイメージが強いカウンセリング

本章では、職場の健康管理の専門家たちのテレワーク時代の対応を提案したいと思います。

二〇一五年一二月、労働者に対して一年に一回ストレスチェックを実施することが義務化されました。健康経営を推進する企業も増え、最近は社内に「心の相談室」を設置する企業が増えています。

しかし、社員の立場に立って考えると、相変わらず健康相談やカウンセリングを受けることへの心理的ハードルは高く、ごく一部の人にしか利用されていないのが実態ではないでしょうか。

カウンセラー、産業医、保健師などの専門家に相談する人が少ないのは、来室の心理的ハードルが高いことのほかに、「相談窓口の認知度が低い」「従業員に相談する習慣がない」、そして「受診」のイメージが強いことが主な原因として考えられます。

こうした課題を解決するために、私はこれまで多くの企業に対して講演やコンサルティングをとおして、相談室利用を促進するためのサポートをしてきました。

その経験に基づいて、以下実際に効果があった事例を五つ紹介します。

▼▼▼連携部門にカウンセリング説明会や体験会を実施する

まず、人事部や健康相談室のスタッフ自身に、健康相談を受けてもらうという提案です。

人事部や健康相談室のスタッフは、社員に健康相談を受けるようにすすめる立場です。

健康について相談することが、いくら社員自身と会社にとって有益であっても、それをすすめる人たちが社内で相談した経験がなくては、社員にすすめるのは難しいのではないでしょうか。食べたことがない料理の美味しさを、食べたことのない人に説明するのが難しいのと同じです。

自分自身が健康相談やカウンセリングを経験することによって、どのような流れでどのように終わるのか、予約から相談、相談後のアドバイスの受け方までを体験すれば、相談する側の気持ちが理解でき、社員にすすめやすくなると思います。

また相談の有効性を自分が感じれば、相談することのメリットを説得力を持って社員に説明できるようになり、健康相談室の認知度を上げていこうという前向きな姿勢も生まれるでしょう。

理想的には体験会を実施して、人事部と健康管理スタッフ全員が経験してみることです。ただし、普段から人事部とカウンセラーとのやり取りが多いのなら、体験会のカウンセラー・健康相談員は外部の専門家にお願いしたほうがよいでしょう。そのほうが、社員が受ける相談に近くなるからです。

人事部、健康管理スタッフ自身が、まず健康相談やカウンセリングを一回受けてみる。

健康相談を経験すれば、それまで気づかなかった改善点も見えてくると思います。

▼▼▼中間管理職に対して、全員面談を実施する（マネジメントコンサルテーション）

前項で人事部や健康相談室のスタッフ自身に、健康相談やメンタル相談を受けてもらう提案をしましたが、中間管理職に対しても同じ提案をします。

部下を持つ部長や課長全員にメンタル相談を受けてもらうのです。その経験があれば、上司は違和感なく部下に相談に行くように促せます。これを管理職が行うリファー（専門家に紹介）なので、「マネジメントリファー」といいます。

健康相談やカウンセリングだけでなく、「マネジメントコンサルテーション」を受けることもおすすめします。

マネジメントコンサルテーションとは、部下に関する「コミュニケーション」「勤怠の乱れ」「パフォーマンス」等の問題で困っている上司がカウンセラーに相談することで、上司にとっては問題解決の糸口をつかむ場になります。解決の糸口がつかめれば、相談することの有効性を実感し、部下に迅速にマネジメントリファーをしてあげられます。

▼▼▼転機があった人にキャリアコンサルティングを実施する

マネジメントリファーのタイミングは、新入社員、昇進、異動、役職定年等など、社員が何か転機を迎えたときに行うと効果的です。

その転機を乗り越えるためのキャリアコンサルティングを実施するのも、メンタルヘルスの一次予防（発症防止）とパフォーマンスの向上につながります。

私自身、国家資格1級キャリアコンサルティング技能士として、これまで働く人のキャリア相談や専門家であるキャリアコンサルタントの相談技術向上の指導を行ってきました。

実は、「まえがき」で述べた「私の内なる危機」も自分自身にキャリアコンサルティングを実施して得られた気づきです。

変わりゆく職場環境において、キャリア・トランジション（転機・移行期）を乗り越えるための支援はますます重要になっています。

そういった状況を踏まえ、社内の健康管理スタッフ、人事管理部門の担当者、管理職の方にはキャリアコンサルティングを学ぶことをおすすめします。キャリアコンサルティングの知見とスキルは、他者との信頼関係を構築するための相談技術の向上とテレワーカーや転機に直面した人への適応支援の実効性を高めます。同時に、自分自身のセルフキャリア形成にも大いに役立ちます。

現在、多くの団体が国家資格キャリアコンサルタント養成講座を全国で実施しています。専門実践教育訓練給付金の指定講座を受講すれば経済的負担も小さくてすみます。

ストレスチェックの結果が出たときにカウンセリング案内を送る

人は何か行動を起こすときタイミングが合うと行動に移しやすいものです。

毎年、必ずストレスチェックを行うことになったので、ストレスチェックの結果が出たタイミングで社員全員にカウンセリングの案内を送るというのもよいと思います。

とくに高ストレス者の判定を受けた社員はカウンセリングを受けるきっかけになるでしょう。

▼▼▼「オンライン・ヘルスチェック」の実施

社員は何か自分に問題が起きたときに、会社に相談することにそれほど積極的ではありません。これは厚生労働省が行ったパワハラの実態調査を見ても明らかです。

パワハラを受けたと感じても四〇・九％の人が「何もしなかった」と答えています。また「会社関係以外に相談した」人は二四・四％で、「会社関係に相談した」人（二〇・六％）を上回っています。

さらに「何もしなかった」人たちにその理由を尋ねたところ、「何をしても解決にはならないと思ったから」と答えた人が六八・五％、「職務上の不利益が生じると思ったから」が二四・九％で一位と二位を占めています。

これらの数字から、**社員は会社に問題解決を期待していないし、相談することで業務上の不利益を被ることを心配していることがわかります。つまり、社員は気軽に相談しないもの**なのです。

パワハラ被害の相談傾向から推測すれば、健康相談についてもそうそう気軽に会社には相談しないのではないでしょうか。人事部や健康管理スタッフの人たちには、まずこの認識を持って欲しいと思います。

テレワーク中に、健康相談のためにわざわざ着替えて出かけるのは面倒でしょう。会社に出社している人よりテレワークをしている人のほうが、健康相談に出向くハードルはさらに高くなると思います。

また、健康相談には「受診」のイメージがあり、これも健康相談を受けることを消極的にさせています。

しかし、不調を抱えている人をそのままにしておくことはできません。そこで、健康相談もオンラインで行ってはどうかと思います。

また、受診するイメージを払拭するために、ネーミングを「オンライン・ヘルスチェック」のように変えて、気軽に話せるイメージに変えたりすれば、健康相談のハードルをさらに下げられるでしょう。

▼▼▼健康状態に合わせて相談の内容と方法を変える

社内には産業医、保健師、カウンセラーなどの健康管理スタッフが配置されている場合があります。健康管理スタッフは、社員の健康状態のレベルに合わせて面談のやり方や頻度を変えて対応していくことを提案します。

健康状態に問題のない人、プレゼンティーイズムの人、アブセンティーイズムの人、メンタルヘルス不調で通院している人、休職している人というように社員の健康状態に合わせて実施する相談の内容と方法を変えていくということです。

テレワーカーには、オンラインを主体として、状況によってオフライン（対面）で実施する体制の構築が必要になってくるでしょう。

以前、ある企業の健康管理室の保健師から、「来週、本社の健康管理室で、テレワーク中の三〇代女性社員に対面で健康相談を実施することになりました。精神的につらいことがあるようなので、メンタル面の相談対応の部分をオンラインでお願いできませんか」と

健康相談の実施例

Level	健康評価	実施内容	相談方法
Level 1	健康状態良好	健康診断・ストレスチェック	**オンライン**
Level 2	プレゼンティーイズム（疾病就業）	保健師・カウンセラー等による「1on1」1ヵ月に1回実施	**オンライン**
Level 3	アブセンティーイズム（欠勤）	保健師・カウンセラー等による「1on1」2週間に1回実施	**オンライン** オフライン
Level 4	メンタルヘルス不調者	産業医・保健師・カウンセラー等による「1on1」1ヵ月に1回実施	オフライン
Level 5	休職者	本人の状態により、実施方法を検討する	

いう依頼を受け、対応したことがあります。

前半は対面で保健師が健康相談を受け、後半はウェブ会議システムをつないで、女性社員、保健師、私の三人で、オンラインとオフラインのハイブリット方式でメンタル相談を実施しました。

女性社員が気持ちをうまく表現できない場面では、横に座っている保健師の適切なフォローがあり、相談を円滑に進めることができました。

テレワーカーや海外赴任者など、会社と離れた場所で仕事をしている社員に対しても、柔軟にサポートできる体制の構築が不可欠であり、それを実践できる時代になったのです。

健康管理スタッフは、面談記録書を作成しますが、「ラインケア1on1」で紹介したように、ここでも継続面談の流れが一覧できる表を作成すれば面談の質が向上します。

こうしたきめ細かい対応をすることが、社員の健康を維持し、回復や職場復帰を早めることにつながると思いますので、ぜひ参考にしていただきたいと思います。

第八章
情報のアップデートと共有化を図る

▼▼▼社外リソースも社員に提供する

前章で説明したパワハラの実態調査から、従業員は職場に問題を解決する力がないと最初から諦めていたり、相談することによって何らかの不利益が生じると思っている人が多いと述べました。

社内に相談しやすい環境をつくることが第一義的に重要なのはいうまでもありませんが、それでも会社内では相談できないという人も現実にいます。そういう人のために「事業場外資源によるケア」の活用をさらに推進して欲しいと思います。

しかし、これもまた利用者が少ないのが現状です。体の病気の場合なら病院を調べたり、受診することに大きな抵抗はありませんが、メンタルヘルスやハラスメント、介護といった問題になると情報収集や支援を受ける行動が遅れがちです。

そこで、**会社が外部相談窓口について積極的に情報提供をする**ことをおすすめします。

私がこれまでに出会った人事管理部門の担当者の中には「外部の相談窓口なんかに相談されたら社内のことをあれこれ話されて困る」と心配する人がいました。しかし、こうした考え方は健全ではありません。

情報化社会ですから、本人がその気になれば何でも調べることができますし、会社が不当なことをしていれば、自ら外部で行動を起こすこともできます。現代は、隠すこともできないし、従業員の行動を制御することもできないのです。**外で話されては困るような社内の問題を改善することが本質的な対応**です。

外部窓口の情報をアップデートして共有することができれば、社員は職場のリソースと職場の外のリソースを使って、問題解決能力を上げていくことができます。

労働者の問題は多様化しているので職場の中で解決できない問題は増えてきます。「社内の相談窓口しか案内しない」などという了見の狭い考えではなくて、きちんと**職場内と**

職場外、両方の情報を提供することが重要だと思います。

▼▼▼タイミングを見計らって従業員に相談を促す

従業員が抱える問題が未解決のままだと仕事に影響がでてきます。私たちが抱えているさまざまな問題を、自治体や民間も含めて、専門家に相談できる時代です。自治体では無料で相談できる窓口も増えています。

最新の職場外リソースを従業員と共有できるようにすれば、社内でも社外でも相談しやすくなります。**相談のハードルが下がれば、相談しやすくなり、相談した人は問題解決能力が上がり、健康と仕事のパフォーマンスが向上する**でしょう。

日本には「海の日」「山の日」など多くの「〇〇の日」があります。そのタイミングで従業員に相談を促してみてはどうでしょうか。

私は睡眠のセミナーや睡眠改善指導を行っていますが、三月一八日と九月三日の「睡眠の日」の前後の睡眠週間期間中にセミナーを開催したり、企業相談室に睡眠相談にきてもらえるように従業員へのアナウンスを人事部にお願いすることがあります。

また、一二月の人権週間には、ハラスメント防止セミナーを開催したり、ハラスメント相談を受けられる機会を増やす工夫をしてきました。

こういった**最新の情報提供と共有化は、個人と組織を守るために必要なリソース**と考え、積極的に活用をしていただきたいと思います。

次ページにメンタルヘルス・ポータルサイト「こころの耳」という相談窓口案内をまとめておきました。心の健康のほかにも、ハラスメント、仕事に関すること、生活に関すること、子どもに関すること、DV、性暴力、家族を自死で亡くした人など、さまざまな相談窓口があります。こういう案内を会社が積極的にすることが重要です。

たとえば会社が千葉市内にあるのなら、千葉県や千葉市などの相談窓口も併せて案内してあげると、さらに相談に行きやすくなるでしょう。

また相談にのってくれる専門家も分野別に数多くいます。こういう専門家がいることも情報提供すれば、自分が抱えている問題は誰に相談すればいいのか想像しやすくなるでしょう。**「何を相談するか」だけでなく「誰に相談するか」も重要**なのです。

情報提供の努力をしていきながら、社外のリソースを活用していけば、社員本人にも会社にとっても、よりよい明日を作り上げていくことができます。

外部相談窓口

働く人のメンタルヘルス・ポータルサイト「こころの耳」の相談窓口案内

https://kokoro.mhlw.go.jp/agency/#anc1

カテゴリー	相談窓口
こころの健康	・こころの健康相談 統一ダイヤル（都道府県・政令指定都市） ・夜間休日精神科救急医療機関案内窓口（厚生労働省） ・全国の精神保健福祉センター ・全国の保健所 ・臨床心理士による電話相談（日本臨床心理士会）
職場のパワハラ・セクハラ	・ハラスメント悩み相談室（厚生労働省委託事業） ・あかるい職場応援団相談窓口一覧（厚生労働省委託事業） ・雇用環境・均等部（室）（厚生労働省都道府県労働局） ・みんなの人権110番（法務省） ・女性の人権ホットライン（法務省）
自殺を考えるほどつらい方	・よりそいホットライン（自殺防止専門ライン）（社会的包摂サポートセンター） ・いのちの電話連盟（日本いのちの電話連盟） ・東京自殺防止センター（国際ビフレンダーズ）

※その他、仕事、生活、子供に関すること、DV、性暴力、ご家族を自死で亡くされた方等の相談窓口の案内も紹介されています

あとがき　人と人が支え合うことが最大のメンタルヘルスケア

和を重んじ、同じ釜の飯を食い、仲間と助け合う、そんな古きよき日本の職場風景は、その姿を大きく変え、テレワークの導入により職場から多くの人が消えてしまいました。組織は職場の在り方を「集団」から「個人」へと変えましたが、その変化が一時的なものではないこと、そして働き方の多様性に適応できない人が多いことなどがわかってきました。

私の知り合いの管理職の方から、「上司に管理されたくない」と言っていた部下が、テレワークを始めたら「上司は部下を放置している」と言い出したので戸惑っている、という相談を受けたことがあります。**部下は、「上司に管理されたくないが、ほっておかれる**

のも困る」という気持ちなのでしょう。しかし、そのような思いをぶつけても、「自宅という職場」には上司はいないのです。

成熟社会に舞い降りてきた突然の危機。若い世代は、自律への階段を昇るよう告げられ、中高年世代は、進むことも退くこともできないため、階段の踊り場で立ち往生を強いられています。

今後、企業の倒産が相次ぎ、リストラが加速し、消費が冷え込み、そしてかつてない大不況時代に突入する……。そのような暗い声を受け止めながら、強い不安を感じている人は多いことでしょう。

しかし、その不安は事実ではありません。なぜなら、不安は「未来に対して起こる感情」だからです。

そして悪いことを予測しても悪いことが起きるとは限りません。

「人間万事塞翁が馬」と受け止めるのです。そして、「窮すれば通ず」ということわざもあるように、困難に直面したからこそ活路を見出せることもあります。

物事の受け止め方によって、感情が変わり、必然的に行動と結果も変わります。

本書の「まえがき」で、ベネフィットとリスクの話をしました。いま起きていることがリスクだとしたら、そのリスクの大きさに応じて、ベネフィットも大きくなります。人間は危機に直面したとき、生き延びるために思考を停止させ、闘うか逃げるかの「闘争・逃走」反応が起きます。

新型コロナウイルスは、個人が戦って勝てる相手ではなく、逃げて解決する問題でもありません。**リスクを過度に意識しすぎる心の状態がリスクを生みます。**

私たちに必要なことは、現実に起こっていることを正しく理解し、過去や未来ではなく、「いまできることは何か」を思考し、一つずつ実行することではないでしょうか。

新型コロナウイルス感染症拡大によって、何かを失った人もいるでしょう。しかし、**人は喪失した後に何かを獲得します。何かが終わると何かが始まるのです。**

テレワークが一般化する中、デジタルの勢いが強くなり、アナログが肩身の狭い思いをしています。デジタルかアナログかではなく、一つのものとして考える時代です。それを具現化するために、本書ではテレワーク時代に合ったメンタルヘルスケアの仕組みを第三部で紹介しました。

先の見通しが立たない困難な時代になってきました。だからこそ、家族や職場の仲間と支えあうことが、いままで以上に大切になってきます。孤立してはいけません。孤立はメンタルヘルスリスクを高めるからです。

私は、人と人とが支え合うことが最大のメンタルヘルスケアだと信じています。

本書が変化に適応できる組織づくりと、健康で安心して働ける職場づくりの一助となることを願っています。

最後まで読んでくださった読者の皆様とご家族の健康を心よりお祈り申し上げます。

二〇二〇年九月

和田　隆

【参考文献】

総務省「通信利用動向調査」二〇一九年
総務省「テレワークの最新動向と総務省の政策展開」二〇一九年
厚生労働省「テレワークにおける適切な労務管理のガイドライン」
厚生労働省「情報機器作業における労働衛生管理のためのガイドライン」二〇一九年
厚生労働省「脳・心臓疾患と精神障害の労災補償状況」二〇二〇年
厚生労働省「個別労働紛争解決制度の施行状況」二〇二〇年
厚生労働省　働く人のメンタルヘルス・ポータルサイト「こころの耳」
独立行政法人労働者健康安全機構「職場における心の健康づくり」
公益財団法人日本生産性本部・日本経済青年協議会　新入社員「働くことの意識」調査　二〇一九年
公益財団法人日本生産性本部「労働生産性の国際比較二〇一八年版」二〇一八年
東京商工会議所「東京二〇二〇大会における交通輸送円滑化に関する」調査　二〇一七年
東京商工会議所「テレワークの実施状況に関する緊急アンケート」調査　二〇二〇年
岡田尊司『社会脳』ＰＨＰ新書　二〇〇七年
斉藤環『思春期ポストモダン』幻冬舎　二〇〇七年

〈著者紹介〉
和田 隆（わだ たかし）
メンタルプラス株式会社代表取締役
ウェルリンク株式会社シニアコンサルタント、1級キャリアコンサルティング技能士・シニア産業カウンセラー。
大学卒業後、大手スポーツクラブ運営会社等で主に商品企画、マネジメント業務に従事。その後、ストレスが社会問題化する中、働く人の心の健康を支援するため、ＥＡＰ業界にキャリアチェンジし、2011年にメンタルプラス株式会社を設立。職場のメンタルヘルス対策、ハラスメント防止を支援する専門家として、カウンセラーとして活動する傍ら、2500回以上の講演・研修実績があり、受講者は10万人を超える。企業を中心に、警視庁、日本体育大学等で講師実績があり、現在、東京消防庁消防学校で講師を務めている。現場主義に徹し、健康で安心して働ける職場づくりを総合的に支援している。
主な著書に『最新パワハラ対策完全ガイド』『パワハラをなくす教科書』『仕事のストレスをなくす睡眠の教科書』（いずれも方丈社）がある。

労務管理者必読
テレワーク時代の「心のケア」マネジメント
テレワーカーが抱える重大リスクとその対策

2020年10月28日　第1版第1刷発行

著　者　和田　隆
発行人　宮下研一
発売所　株式会社方丈社
〒101-0051　東京都千代田区神田神保町1-32
星野ビル２Ｆ
Tel.03-3518-2272　Fax.03-3518-2273
https://www.hojosha.co.jp/

印刷所　中央精版印刷株式会社

ISBN978-4-908925-67-2